2023 ACC/ESC 心血管疾病研究进展

主 编　李艳芳　韩学斌
　　　　师树田　郭彦青

科学出版社

北　京

内 容 简 介

本书为2023年美国心脏病学会（ACC）科学会议和2023年欧洲心脏病学会（ESC）科学会议心血管疾病最新研究进展摘要，包括高血压研究进展、冠心病研究进展、血脂代谢研究进展、心力衰竭研究进展、心律失常研究进展、结构性心脏病研究进展和其他研究进展等，以及2023 ESC新发布的5部临床指南，对国内心血管专业医师和非心血管专业医师的临床实践都有重要的指导意义。

图书在版编目（CIP）数据

2023ACC/ESC 心血管疾病研究进展 / 李艳芳等主编 . — 北京 : 科学出版社 , 2023.11
　ISBN 978–7–03–076683–0

　Ⅰ . ① 2⋯　Ⅱ . ① 李⋯　Ⅲ . ① 心脏血管疾病－诊疗－研究　Ⅳ .
① R54

中国国家版本馆 CIP 数据核字（2023）第 197842 号

责任编辑：于　哲 / 责任校对：张　娟
责任印制：师艳茹 / 封面设计：龙　岩

科 学 出 版 社 出版
北京东黄城根北街 16 号
邮政编码：100717
http://www.sciencep.com

三河市春园印刷有限公司 印刷

科学出版社发行　各地新华书店经销
*
2023 年 11 月第　一　版　开本：850×1168　1/32
2023 年 11 月第一次印刷　印张：6 7/8
字数：176 000
定价：48.00 元
（如有印装质量问题，我社负责调换）

编写人员

主　编　李艳芳　韩学斌　师树田　郭彦青
副主编　胡亦新　李　响　刘　飞　王喜福
　　　　曹芳芳　高夏青　高　海　蒋志丽
编　者　（以姓氏笔画为序）
　　　　于　娟　马友才　王　冠　王　梅
　　　　王立中　王成钢　王兆宏　王志鑫
　　　　王建玲　王春亚　王春梅　王喜福
　　　　叶　明　师树田　吕雅萱　乔娜婷
　　　　刘　飞　刘　正　闫　瑾　孙晓冬
　　　　李　宁　李　响　李　俐　李怀娜
　　　　李艳芳　杨　铎　杨　鹏　连　想
　　　　宋俊迎　张　鸥　张　萍　张　锋
　　　　张文静　张金磊　张春雷　张玲姬
　　　　张振英　张新勇　张慧敏　武文峰
　　　　武志锋　金彦彦　周　璨　周博达
　　　　底　宁　屈　超　赵　茹　胡亦新
　　　　祖晓麟　祝志辉　贺晓楠　高　海

高玉龙　　高夏青　　郭彦青　　曹　倩

曹芳芳　　曹晓菁　　盖婉丽　　梁晨笛

彭余波　　蒋志丽　　韩学斌　　曾　源

曾亚平　　薛亚军　　魏路佳

目　录

2023 美国心脏病学会科学会议／
世界心脏病大会概况

首都医科大学附属北京安贞医院　李艳芳

美国心脏病学会（ACC）科学会议／世界心脏病大会（WCC）于 2023 年 3 月 4 日至 6 日在美国新奥尔良召开。会议共收到 6603 份论文摘要，较 2022 年增加了 24%，其中有 4160 份摘要被录用为口头或海报展示，本届大会的论文摘要数量之多是 ACC 自 2004 年举办 19 年来前所未有，值得庆贺。

本届大会的主题是：国际心血管疾病负担以及全球健康，这一主题将贯穿为期 3 天的会议日程。

大会主席德拉克曼对 ACC 和 WCC 再次携手合作表示赞赏，两个学会联合召开此次盛会，充分说明从国际视角关注全球健康已融入本届大会。

会议采用直播和点播的方式为线上和线下参会者提供 80 多场学术讲座，会议还向现场参会者提供 2023ACC/WCC 智能手机应用程序，以方便参会者通过手持设备自由选择不同的讲座。3 天的会期通过 5 个最新临床试验（LBCT）会场和 3 个特色临床试验（FCR）会场发布最新的临床研究。

会议开幕式之后公布了 CLEAR Outcomes 试验结果，该研究共纳入 13 970 例他汀类药物不耐受的患者，比较了非他汀类降脂药物 ATP 柠檬酸裂解酶抑制剂贝米多酸（Nexletol）和安慰剂的治疗效果。其中贝米多酸组 6992 例，安慰剂组 6978 例。贝米多酸是一种新型胆固醇合成抑制剂，抑制靶点在他汀作用的上游，可减少乙酰辅酶

A 合成。贝米多酸作为胆固醇合成限速酶上游的抑制剂，只有在肝脏特有的极长链乙酰辅酶 A 合成酶作用下才能激活，因此，只在肝脏发挥作用，而无肝外组织抑制胆固醇合成的作用。没有肌病及血糖升高的副作用是贝米多酸区别于他汀类药物的绝对优势，研究显示，贝米多酸可将不能耐受他汀药物的高胆固醇患者的主要不良心血管事件风险降低 13%，达到了研究的主要终点。

在 CLEAR Outcomes 之后，公布了 TRILUMINATE Pivotal 试验结果。该研究采用了雅培公司的 TriClip 装置，采用经皮导管的方法进行三尖瓣缘对缘修复（TEER）。研究共纳入 350 例有症状、重度三尖瓣反流（TR）并进行过最佳药物治疗，存在中度到高度外科手术风险的成年患者。主要终点是全因死亡或三尖瓣外科手术，通过堪萨斯城心肌病调查问卷（KCCQ）评价的生活质量改善情况（定义为 1 年随访中，KCCQ 评分至少增加 15 分）。此外，还评估了 TR 的严重程度和安全性。结论：重度 TR 患者进行三尖瓣缘对缘修复（T-TEER）安全可靠，降低了反流的严重程度，同时改善了患者的生活质量。

安慰剂对照的 STOP-CA Ⅱ期临床试验探讨了联合应用阿托伐他汀是否可以减轻新诊断的非霍奇金淋巴瘤患者蒽环类药物的心脏毒性。本研究入选了 300 例患者，试验的主要终点是 1 年时的左心室射血分数（LVEF）。该项研究试验共纳入了美国、加拿大 9 个中心的 300 例计划接受蒽环类药物化疗的淋巴瘤患者（霍奇金淋巴瘤或非霍奇金淋巴瘤）。患者按 1∶1 的比例随机分配至阿托伐他汀（40mg）组或安慰剂组，随访 12 个月。主要终点事件：治疗 1 年内，随访终点时左心室射血分数（LVEF）下降 10% 以上，终点 LVEF 小于55%。次要终点事件：随访终点时 LVEF 下降 5% 以上，终点 LVEF 小于 55%。研究结论：在接受蒽环类药物治疗的淋巴瘤患者中，预防性使用阿托伐他汀 12 个月可以降低心脏收缩功能障碍的发生率。

2022 年的 ACC 科学会议上曾报告了 REVIVED-BICS2 试验的初步结果，在患有晚期冠状动脉疾病（CAD）、低左心室射血分数（LVEF）、心功能不全，但有存活心肌的患者中，采用经皮冠状动脉介入治疗（PCI）和冠状动脉旁路移植术（CABG）两种路径的主要终点没有显著性差异。2023ACC/WCC 公布的后续分析未见新的亮点。

HALO 试验是选择性醛固酮合酶抑制剂 Baxdrostat 在未控制的高血压患者中与安慰剂对照的 Ⅱ 期临床研究。2022 年年底公布的结果显示，患者服用 Baxdrostat 8 周后，未能在主要终点降低收缩压上显示出优势。但在近期一个大型、前瞻性研究的非西班牙裔人群亚组中，该药物显著降低了收缩压。HALO Ⅱ 期试验旨在评估 Baxdrostat 在药物治疗未控制的高血压患者中的疗效和安全性。与安慰剂相比，HALO 试验并未达到其主要终点，但 Baxdrostat 的安全性和耐受性良好，事后分析显示，在依从性较好的 2mg 组，Baxdrostat 可降低收缩压达 7.9mmHg。

2023 年 3 月 4 日下午还报道了下列三项临床研究。

（1）AIMI-HF 试验：是缺血性心脏病心力衰竭（IHF）患者心肌存活力影像学研究。研究结果表明，存在明确心肌缺血或瘢痕的 IHF 患者群体中，心脏磁共振成像（CMR）与正电子发射断层扫描（PET）等多模态成像技术和单光子发射计算机断层成像（SPECT）技术在降低心脏复合终点事件方面无统计学差异，但多模态成像技术可显著降低缺血性心力衰竭患者的心源性死亡累积发生率。

（2）YELLOW Ⅲ 试验：是 PCSK9 抑制剂依洛尤单抗对稳定型冠心病患者冠状动脉斑块影响的"多模态成像研究"。患者在最大耐受剂量他汀治疗基础上进行 26 周的 PCSK9 抑制剂治疗，斑块稳定性标志物水平增加。在血管造影证实的非梗阻性病变中，依洛尤单抗治疗可显著增加光学相干断层扫描（OCT）显示的斑块最小纤维帽厚度（FCT），降低近红外光谱（NIRS）测得的脂核负担指数（LCBI）。对于有多种危险因素的他汀类药物治疗患者，生物标志物可能有助于决定 PCSK9 抑制剂后其他新兴药物治疗决策，影像学评估数据可能帮助医生预测治疗的最佳应答者。YELLOW Ⅲ 研究再次证实低密度脂蛋白 - 胆固醇（LDL-C）水平越低越好，在稳定型心绞痛患者中也是如此。

（3）TARGET 试验：为 CT 血流储备分数（FFR）随机临床试验，用于指导稳定型 CAD 患者的治疗。研究结论：冠状动脉计算机断层扫描血管造影（computed tomography angiography，CCTA）显示中度狭窄（30% ~ 90%）的稳定型 CAD 患者中，CT-FFR 策略可行，安全、有效。与标准治疗相比，CT-FFR 减少了 90 天内接受无阻塞性疾病或存在阻塞性冠状动脉疾病但并未接受血运重建的比例，并观察到成本降低趋势，但总体上增加了血运重建数量，没有改善生活质量或减少主要不良心血管事件（major adverse cardiovascular event，MACE）。

临床研究会场周日上午的第一场报告是来自英国的 Mini Mitral 试验。该研究入选了 400 例患者，随机分为两组，评估了经胸腔镜引导下的微创右胸骨切开术或传统胸骨切开术用于二尖瓣修复（MVP）的有效性和安全性。主要终点包括术后恢复时间、返回工作岗位的时间、临床结局和手术费用。患者将花费 1 周时间佩戴腕式加速计以追踪患者的活动水平。研究结果表明，术后 3 个月，两组患者的身体恢复状况相当。另外，当两种手术均由外科专家操作时，微创和传统手术同样安全有效。

RENOVATE-COMPLEX-PCI 试验入选了 1600 多例复杂冠状动脉病变接受了 PCI 的患者，PCI 由标准血管造影或冠状动脉内成像、血管内超声（IVUS）或光学相干断层扫描（OCT）引导。主要终点是术后 1 年内靶血管失败的比率。该研究扩大了复杂冠状动脉病变的入组范围，采用现代最新的药物洗脱支架及最优植入标准，并同时评估了 IVUS 和 OCT 指导 PCI 的优势。虽然在过去的研究中，血管内影像指导 PCI 的好处主要是支架段再次血管重建的风险降低，而不是心脏原因或心肌梗死的死亡。但在该研究中，使用血管内影像指导 PCI 与血管造影指导 PCI 相比，靶血管相关心肌梗死或心源性死亡的发生率降低了 37%。这主要与入选的解剖病变复杂有关，如分叉、开口病变、支架内再狭窄、慢性闭塞病变、左主干病变等本身的风险较高,更容易从腔内影像优化治疗中获益。

临床试验会场第二场报告公布了以下 3 项试验。

(1) COAPT 研究:经导管二尖瓣缘对缘修复(M-TEER)入选了美国和加拿大 78 个中心 614 例合并 3~4 级心力衰竭继发性二尖瓣反流(MR)的患者,1:1 随机分为标准药物治疗组和 MitraClip 组,研究终点是 24 个月内的再住院率。研究者对 5 年内的心力衰竭、全因死亡、心力衰竭死亡或住院风险、安全性指标以及其他结果也进行了随访。硬终点(死亡、再住院)和软终点(NYAH 心功能分级)都表明,器械治疗组能给患者带来进一步获益。但 5 年随访时发现,两组中不良事件结局仍继续出现,器械组中 73.6% 的患者出现死亡或心力衰竭再住院,药物组为 91.5%,两组的生存曲线后期有靠近的趋势,说明 TEER 手术能降低心力衰竭合并二尖瓣反流患者的短期死亡率,但由于患者心肌病变进展,远期(5 年)死亡和再住院率仍会继续增加,因此,需要加强对这类患者心肌保护和心力衰竭的治疗,以进一步提高远期生存率。

(2) Evolution 研究:比较低手术风险患者经导管主动脉瓣置换术(TAVR)和行外科主动脉瓣置换术(SAVR)后 3 年的结果,为 TAVR 在外科手术低危患者中的应用提供了更多中期证据。结果显示,使用自膨式环上瓣膜进行 TAVR 的低风险患者术后 3 年内仍有良好的临床结果,TAVR 组全因死亡率或致残性脑卒中发生率低于 SAVR 组,TAVR 出色的瓣膜性能和长达 3 年的优良结果证实了其在低风险人群中的有效性和安全性。该研究计划对患者进行 10 年随访,回答 TAVR 瓣膜耐久性等问题。

(3) BIOVASC 非劣效性试验:入选了 1525 例急性冠脉综合征多支血管病变的患者,分为即刻和分期完全血运重建 PCI 两组,比较患者在不同时机手术的结局。分期手术平均间隔 15 天,最长为 6 周。结论:对于急性冠脉综合征合并多支血管病变患者,立即完全血运重建策略不劣于分期完全血运重建策略,并且立即完全血运重建策略还可能减少心肌梗死事件以及计划外缺血事件驱动的血运重建手术。

2023 年 3 月 5 日上午公布了来自加拿大的 ACCESS 试验。该研究共入选了 4764 例老年患者，随机分配至 4 个干预组，患者年龄在 65 岁或以上，收入较低，患有慢性心血管疾病、肾脏疾病或存在多种心血管疾病风险因素，随机分配至心血管疾病的高效药物治疗组（无须支付医疗保险费用）和对照组（不进行干预），观察了取消药物共同支付对老年患者的影响。

近期完成的临床试验还包括以下几种。① PCDS Statin 试验：是个性化临床决策支持干预改善他汀类药物处方的随机试验，目的是提高动脉粥样硬化性心血管疾病（ASCVD）患者他汀类药物的处方量，以降低心血管事件的发生率。这是第一项利用结构化数据和自然语言处理为临床医生提供同步和个性化信息以改善 ASCVD 患者高强度他汀使用的多站点研究。结果表明，每发送 10 个提醒，医疗保健系统可以期望一名心血管疾病患者开始或逐步接受高强度他汀类药物治疗。同步提醒的患者和未报告他汀类药物相关副作用的患者，更有可能接受高强度他汀治疗。研究结果还提示，在接受提醒的患者中，即使有他汀类药物相关副作用，高强度他汀的使用率也增加了 9.1%。② BETTER CARE-HF 试验：是一项实用的集群随机试验，比较两种动态临床决策支持工具的优劣，以加强心力衰竭的管理。研究包括 2211 例患者（警示信号组 755 例，提示信息组 812 例，常规治疗组 644 例）。研究结果显示，临床决策支持（clinical decision support，CDS）工具可有效改善 HFrEF 患者盐皮质激素受体拮抗剂（MRA）处方率。每增加一例 MRA 处方需要发送的警示信号数量为 5.6 次。③ NUDGE-FLU 随机试验：观察了以电子方式提高流感疫苗接种率的效果。通过发送强调疫苗接种对心血管潜在益处的电子信件，或研究开始时和 14 天后分别发送关于流感疫苗接种重要性的电子信件的干预方式，在一定程度上提高了丹麦各地的疫苗接种率。该措施具有基于互联网、价格低廉、方案易普及且与人群接触少等优点，因此在糖尿病、缺血性心脏病、心力衰竭等许多慢性疾病的管理上改善了患者的依从性。④还有一项临床试验，探索了使用因果人工智能将冠心病多基因风险转化为临床可操作信息的可行性。

2003 年 3 月 5 日中午公布的 STREAM-2 试验探索了 ST 段抬高型心肌梗死（STEMI）的再灌注策略，该策略更新了多年前未能成功的试验方法。这项新的研究入选了 604 例 STEMI 患者，随机分为两组，一组接受标准的初次 PCI 或侵入性治疗，然后行半剂量替奈普酶（TNKase，Genentech）溶栓治疗，另外一组在 24 小时内接受TNK，随后进行冠状动脉造影，如需要可行拯救性 PCI。主要终点事件是 1 ～ 1.5 小时 ST 段回落大于 50%、需要补救 PCI 以及 30 天内死亡、心源性休克、再次心肌梗死、心力衰竭的发生率。安全终点是颅内出血和主要非颅内出血事件。结论：对于不能及时行 pPCI 的老年 STEMI 患者，半剂量替奈普酶的药物侵入性再灌注策略是有效、安全的。

心力衰竭的起搏治疗通常仅限于选定的 LVEF 降低的患者，但 RAPID-HF 试验正在探索一种有助于治疗左心室射血分数保留的心力衰竭（HFpEF）的起搏方法。该试验招募了 32 例 HFpEF 和变时性功能不全的患者，共有 29 例患者完成了研究。入选患者都植入了相同型号的频率应答双腔起搏器，心房起搏编程为"开"或"关"，在试验中途会切换设置。试验的最终结果显示，在 HFpEF 和变时性心功能不全的患者中，植入起搏器以提高运动心率并未改善运动能力，而且与不良事件的增加有关。临床既往认为心脏变时性心功能不全是导致 HFpEF 患者运动功能受限的一种潜在机制，而此次 RAPID-HF 研究的阳性结果与这一认知不相符，究其原因可能在于运动时心率的增加被运动时每搏量的降低所抵消，最终导致运动时心排血量未发生明显变化。

本届大会公布了一项基于大规模人群的研究，探讨了低碳水化合物、高脂肪生酮饮食对血脂水平和心血管风险的影响；生酮饮食是近年来开始流行的一种以减少碳水化合物摄入为标志的饮食方式，因其可以在短期内减重等效果受到中青年人的追捧。这种饮食结构与以碳水化合物为主的饮食结构有明显不同，由于碳水化合物摄入的减少，由此所产生的热量缺失由饱和脂肪酸饮食代替提供。生酮饮食的组成成分为 β-羟基丁酸、乙酰乙酸和丙酮，主要在肝脏进行有氧氧化，在已知正常生理情况下，仅当极度饥饿、糖分缺失的时候，酮体才会对人体发挥供能的作用。而在我们主要的饮食结构中，碳水化合物是主要的食物构成成分，从生理学角度而言，人体能量的主要来源物质并非酮体而是碳水化合物，它是构成组织细胞结构的重要物质，葡萄糖醛酸具有解毒保肝的作用，而碳水化合物提供的草酰乙酸是体内脂肪酸 β 氧化的必需物质。生酮饮食可能会增加 ASCVD 的风险，需要引起重视，β-羟基丁酸对心肌功能可能产生有利的影响，也值得进一步深入研究。

HOST-IDEA 随机试验比较了使用超薄框架和先进聚合物技术的药物洗脱支架 PCI 术后 3 个月和 12 个月的双联抗血小板治疗（DAPT）的优劣。试验在韩国 37 个中心进行。招募了使用 Orsiro 生物可降解聚合物西罗莫司洗脱支架（SES）或 Coroflex ISAR 无聚合物 SES 进行 PCI 的患者，按照 1 ∶ 1 的比例随机分为 3 ～ 6 个月 DAPT 组和 12 个月 DAPT 组。试验排除了 ST 段抬高型心肌梗死（STEMI）患者。抗血小板药物的选择由医生自行决定。主要终点为 12 个月时净不良临床事件（NACE），包括心源性死亡、靶血管心肌梗死、临床驱动靶病变血运重建、支架血栓形成或大出血［定义为出血学术研究会（BARC）3 型或 5 型］的复合终点。次要终点是靶病变衰竭、心源性死亡、靶血管心肌梗死、临床驱动靶病变血运重建和大出血（BARC 3 型或 5 型）。试验结果表明，在使用第三代 DES 进行 PCI 的患者中，3 ～ 6 个月 DAPT 组的 NACE 不劣于 12 个月 DAPT 组。

2023 年 3 月 6 日上午报告了 PULSED AF 试验，对应用美敦力 PFA 系统在阵发性或持续性心房颤动（房颤）患者进行肺静脉隔离（PVI）的非随机安全性和有效性进行了研究。PFA 系统的组织选择性被认为可以预防某些并发症，尤其是食管损伤，这种低射频能量降低了 PVI 的风险。研究结果证实，这种脉冲场消融技术降低了手术相关严重不良事件发生率和心律失常复发率,生活质量较基线水平显著改善,并缩短了手术时间。COORDINATE 研究探索了通过临床教育干预,促进心脏病学和内分泌学合作伙伴关系以及指南推荐的护理路径是否可以改善心血管疾病和 2 型糖尿病患者的管理。研究目的是观察入选的 1000 多例患者的集群随机试验的多学科策略是否能够顺利实施,其次是观察 1 年内两种疾病推荐药物治疗的有效性。

BMAD 试验探讨了使用可穿戴 μCor 传感器(Zoll Medical)进行胸腔积液监测是否会影响可以行走的失代偿性心力衰竭患者的管理。BMAD 研究设计为非随机化同期对照临床研究,入选了 522 例心力衰竭患者,对照组 257 例,治疗组 265 例。两组患者均需佩戴 μCor 监测仪 90 天,对照组患者只监测数据,不向临床医生发送数据;治疗组患者监测数据的同时将数据发送给患者的临床医生,并根据预先设定的阈值发送警示信息。两组患者进行为期至少 90 天的随访。研究的主要终点为患者因心力衰竭的再入院率,其他研究终点包括由心力衰竭住院、急诊科就诊和死亡组成的复合终点及患者生活质量。研究结果提示,在 90 天随访期内,与临床医生未收到监测信息的患者相比,临床医生使用 μCor 系统监测胸腔积液量的患者在 90 天内因心力衰竭住院的相对危险降低 38%,绝对危险降低 7%,减少 1 例事件需治疗人数为 14.3,亦即每约 14 例使用该系统的患者中就有 1 例可避免再住院(P=0.03)。在心力衰竭住院、急诊科就诊和死亡组成的复合终点方面,与对照组相比,治疗组相对危险降低了 38%(P=0.02)。两组患者的生活质量均得到了提升,治疗组患者 KCCQ 生活质量评分相比对照组提高了 12 分(P=0.004),应答率分析表明治疗组 70% 患者报告了有临床意义的生活质量改善,而对照组仅 50%。

一项临床研究观察了腕式经皮肌钙蛋白 I 传感器(RCE Technologies)用于疑似急性心肌梗死患者的风险评估,这是运用人工智能技术的腕式经皮肌钙蛋白(cTn I)传感器研究,在这一传感器中,肌钙蛋白的测量无须通过血液即可快速诊断急性心肌梗死,具有重要临床意义。今后需在急诊室的真实场景中进行测试，还需开发一种测试或机器学习模型，以明确实际的肌钙蛋白水平，并研发出更高样本量的回归算法，以便在未来让这项技术走向社区，使更多的人群获益。ADUE 随机、Ⅲ期临床研究，探讨了内皮素受体拮抗剂马昔腾坦（Opsumit，Actelion）和磷酸二酯酶 -5（PDE-5）抑制剂他达拉非固定剂量组合治疗肺动脉高压（PAH）的疗效和安全性。患者随机分为马昔腾坦 10mg 单药治疗组、马昔腾坦 10mg/他达拉非 40mg 固定剂量联合组和他达拉非 40mg 单药治疗组。共随访 16 周，主要终点为肺血管阻力（PVR）；次要终点是 6 分钟步行试验，PAH-SYMPACT 评分变化以及 WHO 功能分级是否无恶化。结果表明，马昔腾坦 / 他达拉非联合治疗与单药治疗相比，显著降低 PVR，显著改善 6 分钟步行距离，联合用药显著优于单药治疗。

2023 年 3 月 6 日上午还公布了 LIVE-HCM 试验，比较 1798 例临床或基因识别肥厚型心肌病（HCM）患者的运动和活动水平，其中 41% 的参与者进行了剧烈运动，多数为竞技运动员，另外一组还报告了在中等至低运动水平时的心律失常事件。LIVE-HCM 研究提示，对于肥厚型心肌病患者，无论其是否为竞技运动员，不需常规建议避免高强度运动或增加日常活动强度。研究分析了 1660 例有肥厚型心肌病临床证据或遗传倾向的患者，发现在整个队列中，3 年主要终点事件发生率低于 5%。而参与高强度运动者的 3 年临床主要终点事件发生率并未高于低中强度运动者。临床主要终点事件包括死亡、心搏骤停、由心律失常导致的晕厥、植入式除颤器的适当放电等。肥厚型心肌病基因型阳性但表型阴性的个体可以考虑参与所有运动，但应每年进行表型特征和风险分层评估。LIVE-HCM 研究入选的患者中，约 75% 被医生建议不要运动，甚至在表型阴性、基因型阳性的患者中，也有 1/3 被建议不要运动。限制运动对于肥厚型心肌病患者来说是个巨大的负担，会降低患者的生活质量，这项研究为肥厚型心肌病患者的运动和竞技运动的安全性提供了新视野。

口服 PCSK9 抑制剂 MK-0616（Merck）已从Ⅰ期临床研究进展到目前的随机、对照、剂量选择的Ⅱb期试验。该研究招募了 381 例患有动脉粥样硬化性心血管疾病（ASCVD）或具有动脉粥样硬化性心血管疾病高风险的血脂升高患者，共随访 8 周。参试者分为 5 组。一组接受安慰剂，其他 4 组分别接受 MK-0616 的 4 个不同口服剂量：6mg/d、12mg/d、18mg/d 或 30mg/d。主要评估了参试者低密度脂蛋白胆固醇在第 8 周的变化，并跟踪了第 16 周的不良事件。与安慰剂组相比，所有 MK-0616 剂量组均显示出高胆固醇血症患者的 LDL-C 显著降低，从基线到第 8 周，安慰剂组调整后的 LDL-C 降低高达 60.9%，ApoB 降低了 51.8%，非高密度脂蛋白胆固醇（non-HDL-C）降低了 55.8%。该药物耐受性良好，未来有广阔的发展前景。

新近完成的临床试验还包括以下研究：①对患有易发生心源性猝死的遗传性心脏病的精英级运动员重返赛场问题的研究。患有遗传性心脏病的运动员通常被取消参加竞技体育运动的资格，因为他们有心搏骤停的风险。虽然临床医生的出发点是好的，但会对运动员的心理造成一定的伤害。梅奥诊所的研究人员对 20 年来在梅奥接受治疗的运动员的研究结果表明，在患者病情得到适当评估和治疗后，即使已植入植入式心脏除颤器（ICD）的运动员也可以安全重返赛场。② STELLAR Ⅲ期试验：探索了索特西普（Sotatercept）在肺动脉高压（PAH）患者标准治疗方案中的作用。该药在既往研究中已表现出治疗优势，在此次Ⅲ期研究中进一步得到了证实，研究结果提示，索特西普与基础肺动脉高压治疗策略联合应用可显著改善 PAH 患者的运动能力，降低死亡和非致命性临床恶化事件发生风险，而且具有良好的耐受性。

2023 年 3 月 6 日报告的 LOADSTAR 试验将 4400 名韩国成人随机分组至固定剂量、高强度他汀类药物治疗组或他汀类药物滴定至 LDL-C 目标值（通常＜70mg/dl）的治疗组，参试者有从稳定型心绞痛到 STEMI 的临床 ASCVD 过程。固定剂量方案由阿托伐他汀 40mg 或瑞舒伐他汀 20mg 组成。对患者进行了为期 3 年的主要不良心血管事件随访。在 CAD 患者群体中，以 LDL-C 水平低于 70mg/dl 作为靶目标进行滴定强度他汀类药物治疗的靶向策略取得了不劣于高强度他汀类药物的固定策略的临床获益。研究终点表明，两组间的死亡、心肌梗死、脑卒中、冠状动脉血运重建的复合终点发生率无统计学差异。

此外，还同时公布了以下几项临床研究。① MASTERS@HEART 研究：探讨了终身耐力运动与冠状动脉粥样硬化之间的关系。研究结果揭示，耐力运动与冠状动脉粥样硬化之间存在 U 型曲线，无论是运动不足还是过量都会增加动脉粥样硬化的发生风险，但恰到好处的耐力运动阈值未得到明确答案。虽然该研究存在一定的局限性，但试验中严格而全面的观察方法对深入了解整体心血管系统长时间、高强度耐力训练的运动剂量有较大帮助。② PROMINENT、REDUCE-IT 和 STRONG 试验中的协作分析：评估了炎症和胆固醇作为接受他汀治疗患者心血管事件预测因素的相对重要性。炎症和高脂血症联合导致动脉粥样硬化血栓性疾病的形成。然而，当患者接受强化他汀治疗时，炎症和高脂血症对将来心血管事件风险的相对贡献度可能有所改变，这对辅助心血管治疗的选择具有重要意义。研究结果提示，接受他汀治疗的患者，与通过 LDL-C 评估的动脉粥样硬化相比，通过高敏感性 C 反应蛋白（CPR）评估的炎症是未来心血管事件和死亡风险较强的预测因素。③ CAMEO-DAPA 试验：该研究对达格列净在 HFpEF 中获益机制进行了评估，结果提示，达格列净治疗 24 周有利于降低 HFpEF 患者静息 / 运动时（肺动脉）肺毛细血管楔压（PCWP），改善血流动力学，而且能够降低 HFpEF 患者右心房压、肺动脉压、体重及血浆容量。研究结果为射血分数保留的心力衰竭（HFpEF）患者应用达格列净产生更多临床获益的机制提供了新的指导方向。④ IMPLEMENT-HF 试验：对射血分数降低的心力衰竭（HFrEF）患者住院期间虚拟团队指导的优化治疗进行安全性和有效性评估。研究入选了 198 例心力衰竭患者（LVEF ≤ 40%），进行了 252 次临床访视。由一名中心医院的医生、一名研究人员和一名当地社区医院药师组成的虚拟团队每日根据指南意见推出用药方案。主要终点是推动循证证据支持的 β 受体阻滞剂、血管紧张素转化酶抑制剂（ACEI）／血管紧张素受体拮抗剂（ARB）／血管紧张素受体脑啡肽酶抑制剂（ARNI）、盐皮质激素受体拮抗剂（MRA）和 SGLT 抑制剂四大类药物的使用，次要终点是对合适人群将 ACEI/ARB 改为 ARNI，并逐渐滴定上调药物剂量至目标剂量。虚拟团队在患者出现并发症等情况下及时做出推荐用药方案的优化调整。研究的主要有效性终点为指南指导的药物治疗（GDMT）综合评分，定义为住院期间护理优化评分总和。研究结果表明，虚拟护理团队指导下 β 受体阻滞剂和 MRA 的循证规范用药比例均有明显提升。在 GDMT 方案优化的访视比例中，虚拟护理团队组和常规护理组分别有 50% 和 28% 启动了 GDMT 或滴定上调药物剂量的措施。

本届大会新的临床试验及研究成果令人耳目一新，有望对全球心血管事业的发展起到重要的指导和推动作用。

一、高血压研究进展

2023ACC HALO 研究：Baxdrostat 显著降低醛固酮水平并增加血浆肾素活性

HALO 研究是探索对于无法控制的高血压患者 Baxdrostat 与安慰剂治疗的疗效和安全性的不同。2023 年 3 月 4 日，ACC 科学会议公布了 HALO 的研究结果，结果显示 Baxdrostat 显著降低醛固酮水平并增加血浆肾素活性，且总体安全性和耐受性良好。

【研究背景及目的】

Baxdrostat 是一种高选择性醛固酮合酶抑制剂。醛固酮合酶控制醛固酮的合成，几十年来一直是治疗高血压的药理靶点。醛固酮合酶抑制剂是通过抑制激素合成而不是阻断盐皮质激素受体来直接降低醛固酮水平。然而，要实现醛固酮合酶的选择性抑制却很难，因为醛固酮合酶与皮质醇合酶的序列相似性高达 93%。在既往 I 期研究中，Baxdrostat 表现出对醛固酮合酶高达 100 ∶ 1 的选择性，可使血浆醛固酮持续、剂量依赖性降低 > 70%，而不降低皮质醇水平。因此，Baxdrostat Ⅱ 期研究中，HALO 是一项 Baxdrostat Ⅱ 期、双盲、随机、安慰剂对照的临床试验研究，其目的是评估 Baxdrostat 对无法控制的高血压患者的治疗效果及安全性。

【研究方法】

本研究是一项随机、双盲、安慰剂对照、多中心 Ⅱ 期临床试验。研究评估了在应用 1 ～ 2 种最大耐受剂量的降压药物仍未控制的高血压患者中，应用 Baxdrostat 的疗效和安全性。在研究中，患者应用 ACEI/ARB 单药治疗，或者进行 ACEI/ARB+ 噻嗪类利尿剂或 ACEI/ARB+ 钙通道阻滞剂进行治疗，且坐位收缩压 ≥ 140mmHg。患者被随机分配接受安慰剂、0.5mg、1mg 或 2mg Baxdrostat 的治疗，每日一次，持续 8 周。研究的主要终点为治疗 8 周后患者的平均收缩压较基线的变化。次要终点包括平均坐位舒张压、24 小时尿醛固酮和肾素及血清醛固酮和肾素水平较基线的变化。在双盲阶段结束时，Baxdrostat 受试者（平均坐位 SBP ＜ 130mmHg）停止背景治疗，仅进行 Baxdrostat（2mg）治疗。在 4 周的延长治疗中，评估单药治疗的反应及扩展阶段的长期安全性。

【研究结果】

研究中，共 249 例患者被随机分组，其中 227 例患者完成临床试验，22 例中途退出。在第 8 周时使用安慰剂的患者收缩压降低了 18mmHg，舒张压降低了 5.3mmHg。与安慰剂相比，所有剂量的 Baxdrostat 治疗 8 周时平均坐位收缩压无显著差异。在次要终点方面，与安慰剂相比，所有剂量的 Baxdrostat 治疗 8 周时平均坐位舒张压无显著差异。而安慰剂组的舒张压下降明显。在激素水平的观察中发现，Baxdrostat 降低了血清醛固酮并增加了血浆肾素活性。安全性终点方面，一名患者在最后一次服用 Baxdrostat 30 天后被诊断为肺炎，随后死于急性呼吸衰竭。特别关注的不良事件包括低血压、血钾水平升高（＞ 5.5mmol/L）和血钠水平异常（＜ 130mmol/L），需要临床干预。在接受 Baxdrostat 治疗的 6 例患者中，所有患者在中断用药（4 例）或停药（2 例）后均从不良事件中恢复。事后亚组分析在研究第 8 周时测量血浆中的 Baxdrostat 水平，在 2mg 组的 20 名受试者（占 36%，共 54 名完成 8 周治疗）的 Baxdrostat 水平 ＜ 0.2ng/ml，提示未按要求用药（＜预期水平的 1%）。这与按照药物计数显示的依从性（所有组的依从性均大于 95%）不一致。对依从患者（定义为第 8 周时 Baxdrostat ≥ 0.2ng/ml）的事后分析显示，2mg 组的收缩压较安慰剂较低。

【研究结论】

在研究中，与安慰剂相比，HALO 试验并未达到其主要终点，即平均坐位收缩压与基线相比没有显著的统计学差异。但 Baxdrostat

的安全性及耐受性良好，且 Baxdrostat 可显著降低醛固酮水平并增加血浆肾素活性。研究中观察到了较强的安慰剂效应。事后分析显示，经安慰剂校正后，进行最高剂量 Baxdrostat 治疗（2mg）患者的收缩压降低，这仍需在未来试验中进行证实。研究的不足之处包括 HALO 试验规模适中，不足以支持研究结果；研究时长为 8 周，时间较短；且该研究收集对象单一，只是美国人群；患者服药依从性不理想，影响最后的评估结果。

（山西省心血管病医院　韩学斌　王志鑫）

二、冠心病研究进展

（一）2023ACC BIOVASC 研究：急性冠脉综合征患者即刻完全血运重建不劣于分阶段完全血运重建

【研究背景及目的】

对于急性冠脉综合征合并多支冠状动脉疾病的患者，经皮冠状动脉介入治疗（PCI）的完全血运重建能够显著改善临床预后。

观察并探讨非罪犯病变的 PCI 干预的治疗方案，取得更好的疗效的关键是选择在首次手术期间尝试还是分阶段进行。

【研究方法】

本研究为前瞻性、开放标签、非劣效性、随机试验。研究在比利时、意大利、荷兰和西班牙的 29 家医院进行。

本研究纳入患者的年龄在 18～85 岁，均有 ST 段抬高型急性心肌梗死或非 ST 段抬高型急性冠脉综合征合并多支冠状动脉（即两支或更多冠状动脉直径为 2.5mm 或以上，且根据视觉估计或阳性冠状动脉生理学检测狭窄≥70%）病变并有明确罪犯病变。

研究采用区域随机方法，按照 1：1 的比例，使用 4～8 大小的随机块进行随机分配，按研究中心分层随机分组，将患者分为立即完全血运重建组（首先对罪犯病变进行 PCI，然后由术者在首次手术中对其他被认为具有临床意义的非罪犯病变进行 PCI）和分阶段完全血运重建组（在首次手术中仅对罪犯病变进行 PCI，术者在首次手术后的 6 周内对所有被认为具有临床意义的非罪犯病变进行 PCI）。

主要结局包括首次手术后 1 年内的全因死亡、心肌梗死、任何非计划性由缺血所致的血运重建或脑血管事件的复合结局。

次要结局包括在首次手术 1 年后全因死亡、心肌梗死和计划外缺血所致血运重建。

所有随机分配的患者均按意向治疗评估主要和次要结局。

如果主要结局的风险比（ HR ）的 95% 置信区间上限不超过 1.39，则认为立即进行阶段性完全血运重建的非劣效性得到满足。

【研究结果】

于 2018 年 6 月 26 日至 2021 年 10 月 21 日期间，共 764 例患者［中位年龄 65.7 岁（四分位数范围 57.2 ～ 72.9），其中 598 例（78.3%）为男性］被随机分配至立即完全血运重建组，761 例患者［中位年龄 65.3 岁（58.6 ～ 72.9），其中 589 例（77.4%）为男性］被随机分配至分阶段完全血运重建组。

主要结局为 1 年时，立即完全血运重建组中 764 例患者中有 57 例（7.6%）发生主要结局，分阶段完全血运重建组中 761 例患者中有 71 例（9.4%）发生主要结局（风险比 0.78，95% 可信区间 0.55 ～ 1.11，非劣效性 P=0.0011）。立即完全血运重建组与分阶段完全血运重建组之间全因死亡率无差异［14 例（1.9%）vs 9 例（1.2%），风险比 1.56，95% 可信区间 0.68 ～ 3.61，P=0.30］。心肌梗死发生在立即完全血运重建组患者中的比例为 14 例（1.9%），在分阶段完全血运重建组患者中的比例为 34 例（4.5%）（风险比 0.41，95% 可信区间 0.22 ～ 0.76，P=0.0045）。分阶段完全血运重建组中研究了更多的非计划性由缺血所致的血运重建［50 例（6.7%）患者 vs 31 例（4.2%）患者，风险比 0.61，95% 可信区间 0.39 ～ 0.95，P=0.030］。

【研究结论】

对于急性冠脉综合征合并多支冠状动脉病变的患者，采用立即完全血运重建在主要复合结局方面并不劣于分阶段完全血运重建，采用立即完全血运重建更能降低心肌梗死和计划外由缺血驱动的血运重建的发生率。

（首都医科大学附属北京安贞医院　李　响　刘　飞）

（二）2023ACC LODESTAR 研究：冠心病患者基于低密度脂蛋白胆固醇水平的他汀滴定治疗策略不劣于起始高强度他汀类治疗策略

2023 年 3 月 6 日，韩国首尔延世大学附属医院和延世大学医学院的 Myeong –Ki Hong 博士在 ACC 科学会议上公布了 LODESTAR 研究的结果，并同步发表在 *JAMA* 杂志。该研究发现，基于低密度脂蛋白胆固醇（LDL-C）水平的他汀滴定治疗策略在主要终点方面与高强度他汀治疗策略相当，在次要终点和安全性方面表现更好。因此，该研究认为基于 LDL-C 水平的他汀滴定治疗策略可能是一种更安全和有效的治疗选择。

【研究背景及目的】

在冠心病患者二级预防治疗中，一些指南建议使用高强度他汀类药物进行初始他汀类药物治疗，以使 LDL-C 至少降低 50%。另一种方法是从中等强度的他汀类药物开始，然后根据特定的低密度脂蛋白胆固醇目标进行滴定。这些替代方法尚未在涉及已知冠状动脉疾病患者的临床试验中进行正面比较。本研究的目的是评估在冠心病患者的长期临床疗效方面，"靶向治疗"策略是否不逊于高强度他汀治疗策略。

【研究方法】

LODESTAR 研究是在韩国 12 家医疗机构对确诊的冠心病患者开展的一项随机、多中心、开放标签、非劣效性研究。该研究共纳入 4400 例基线 LDL-C 水平≥ 100mg/dl 的冠心病患者（包括稳定性缺血性心脏病、不稳定型心绞痛或急性心肌梗死），符合入组条件的患者以 1∶1 的比例随机分为目标治疗组和高强度他汀类治疗组。

在目标治疗组（LDL-C 的治疗目标水平为 50 ～ 70mg/dl）中，对于既往无他汀治疗的患者，起始给予中等强度他汀治疗（瑞舒伐他汀 10mg 或阿托伐他汀 20mg）；对于正在进行他汀治疗且 LDL-C

水平≤70mg/dl 的患者，维持他汀目前治疗强度；对于正在进行他汀治疗，但 LDL-C 水平＞70mg/dl 的患者，上调他汀治疗强度。随访过程中，目标治疗组的 LDL-C 水平拟通过方案调整维持在 50～70mg/dl。在高强度他汀治疗组（瑞舒伐他汀 20mg 或阿托伐他汀 40mg）的研究过程中均不调整剂量。

研究的主要终点为主要心脑血管不良事件，包括 3 年内的全因死亡、心肌梗死、脑卒中和任何冠状动脉血运重建。次要终点包括新发糖尿病，心力衰竭住院，深静脉血栓或肺血栓栓塞，外周动脉疾病的血管内重建，主动脉介入或手术，终末期肾病，因不耐受而停止药物治疗，白内障手术，异常实验室检查结果。

【研究结果】

目标治疗组 3 年内的平均 LDL-C 水平为（69.1±17.8）mg/dl，高强度他汀治疗组的平均 LDL-C 水平为（68.4±20.1）mg/dl，两组间差异无统计学意义（P=0.21）。目标治疗组有 177 例患者（8.1%），高强度他汀治疗组有 190 例患者（8.7%）发生主要终点事件［绝对差异为 -0.6%（单侧 97.5% CI 的上界差异为 1.1%）；非劣效性 P＜0.001］。

【研究结论】

在冠心病的二级预防中，以 50～70mg/dl 的 LDL-C 为治疗目标的他汀滴定治疗在 3 年内的全因死亡、心肌梗死、脑卒中或者冠状动脉血运重建的复合终点不劣于高强度他汀治疗。而且，目标治疗组的新发糖尿病、转移酶或肌酸激酶水平升高，以及终末期肾病等次要终点明显低于高强度他汀治疗组［6.1% vs 8.2%；绝对差异为 -2.1%（95% CI - 3.6%～- 0.5%）；P=0.009］，提示目标治疗组的安全性更好。

这项研究结果认为目标治疗组策略可能是一种更安全和有效的治疗选择。这种治疗策略可以更好地考虑个体对他汀类药物治疗反应的差异性，避免使用过高剂量的他汀药物可能带来的不良反应。

（北京中医药大学第三附属医院　王　冠）

（三）2023ACC MASTER@HEART 研究：
长期耐力运动员也不能免于冠状动脉粥样硬化

HEART@MASTER 是一项多中心前瞻性队列研究，旨在评估终身耐力运动员、晚期耐力运动员（30 岁后开始定期进行耐力锻炼）和非运动员但健康者的冠状动脉粥样硬化的发病率。研究结果表明，与健康的生活方式相比，终身参加耐力运动与更稳定的冠状动脉斑块构成无关。与具有类似低心血管风险特征的健康人相比，终身耐力运动员的冠状动脉斑块更多，其中近段非钙化斑块更多。MASTER@HEART 研究的结果在 2023 年美国心脏病学会科学会议 / 世界心脏病学大会（WCC）的临床研究专题会议上发表，并同时发表在《欧洲心脏杂志》上。

以往的研究表明，与非运动员相比，训练有素的耐力运动员冠状动脉粥样硬化斑块的发病率更高。早在 2008 年，研究人员就发现 108 名男性马拉松运动员的冠状动脉钙化（CAC）评分高于健康对照组。随后的研究也指出，老年运动员的动脉粥样硬化斑块或高 CAC 评分的患病率更高。

为了更好地了解老年运动员（平均年龄 55 岁）运动与动脉粥样硬化之间剂量 – 反应关系的上限范围，HEART@MASTER 研究的调查人员调查了 191 名终身耐力运动员、191 名晚期耐力运动员和 176 名非运动员但健康者的对照组。运动员的定义是每周骑自行车 ≥ 8 小时或每周跑步 ≥ 6 小时（或每周参加铁人三项运动 ≥ 8 小时）者。终身运动员的定义是在 30 岁之前开始定期进行耐力训练者。对照组是指每周参加体育锻炼的时间 ≤ 3 小时者。终身运动员和晚期运动员平均每周运动 11 小时和 10 小时，明显高于对照组（每周 1 小时）。所有组别的中位年龄均为 55（50 ～ 60）岁。终身运动员平均有 36 年的耐力锻炼，而晚期运动员组只有 14 年。总体而言，运动员的最大容氧量高于对照组，体脂较少，体重指数较低。三组的其他心血管风险因素相似，但运动员的高密度脂蛋白水平更高。研究发现，三组之间的 CAC 评分没有明显差异，但终身运动员的斑块钙化程度有增加趋势，其次是晚期运动员组。不过，在对年龄和心血管疾病风险因素进行校正后，终身运动员 CAC 评分的百分位数高于对照组。与对照组相比，终身运动员的斑块负荷明显较高，具有 ≥ 1 个冠状动脉斑块［比值比（OR）1.86，95% 置信区间（CI）1.17 ～ 2.94］、≥ 1 个近端斑块（OR 1.96，95% CI 1.24 ～ 3.11）、≥ 1 个钙化斑块（OR 1.58，95% CI 1.01 ～ 2.49）、≥ 1 个钙化近端斑块（OR 2.07，95% CI 1.28 ～ 3.35）、≥ 1 个非钙化斑块（OR 1.95，95% CI 1.12 ～ 3.40）、≥ 1 个非钙化近端斑块（OR 2.80，95% CI 1.39 ～ 5.65），以及 ≥ 1 个混合斑块（OR 1.78，95% CI 1.06 ～ 2.99）；与晚期运动员相比，终身运动员的狭窄斑块（＞ 50%）发生率也更高。

研究人员总结说，综上所述，没有人可以免于冠状动脉粥样硬化，即使是训练有素的耐力运动员也不行。运动和冠状动脉粥样硬化之间存在着剂量 – 反应关系，无论是散步还是慢跑，只要不超过 3 小时，似乎就能获得最大的益处。随着运动剂量的增加，往往会出现冠状动脉斑块负担的增加。

（北京中医药大学第三附属医院　王　冠

河北省廊坊市人民医院　张玲姬）

（四）2023ACC RENOVATE–COMPLEX–PCI 研究： 腔内影像指导复杂 PCI 优于造影指导

【研究背景及目的】

该研究是一项关于接受经皮冠脉介入治疗（PCI）治疗复杂冠状动脉病变患者的效果的多中心、随机试验研究。结果表明，血管内影像学指导在降低靶病变失败（TLF）风险方面优于冠状动脉造影指导。报告结果同步发表在《新英格兰医学杂志》上。

【研究方法】

研究报告指出既往的研究与本研究的结论相近，但本研究是一项精心设计、多中心、随机试验，具有更高的循证医学价值。研究纳入了 1639 例在韩国 20 个治疗中心接受复杂 PCI 的患者，以 2 ：1 的比例随机分配至使用血管内成像指导的 PCI 组或仅使用血管造影指导的 PCI 组。入组患者有 9 种类型的复杂 PCI，包括分叉病变、长病变（预计支架长度≥ 38mm）、完全冠状动脉闭塞、需要多枚支架治疗的病变、严重钙化的病变以及多支血管病变。实验组中的血管内成像可采用血管内超声（IVUS）或光学相干断层扫描（OCT）中的任意一种。由于对于特定的患者和病变特征来说，某种成像方式可能更优于另一种，因此实验组中的血管内成像方式由治疗调查员根据情况自行决定。主要复合终点 TLF 定义为心血管原因导致的死亡、靶血管相关的心肌梗死和靶血管血运重建。在平均 2.1 年的随访后，血管内成像指导 PCI 组 TLF 发生率较低（7.7% vs 12.3%），显示风险降低了 36%（风险比 0.64；P=0.008）。血管内成像与 TLF 各个组成部分的风险降低趋势有关。在心血管原因导致的死亡方面，置信区间仍低于统一线（风险比 0.47；95% 置信区间 0.24～0.93）。与靶血管相关的心肌梗死（MI）（HR 0.74，95% CI 0.45～1.22）或靶血管血运重建（HR 0.66；95% CI 0.36～1.22），没有与介入程序相关的 MI 的结果（HR 0.59；95% CI 0.39～0.90），等于在心脏死亡或与靶血管相关的 MI 的结果（HR，0.63；95% CI，0.42～0.93）。除了少数例外，所有次要结局指标呈正相关，有利于血管内成像，包括任何原因导致的死亡（HR 0.71，95% CI，0.44～1.15）。

【研究结果】

与血管造影相比，在接受血管内成像指导的 1092 例患者中，没有明显的基线差异。中位年龄为 65.5 岁。大多数患者（79%）为男性。约一半（51%）的患者有急性冠脉综合征，其余患者有稳定型缺血性心脏病。高血压（61%）、血脂异常（51%）和糖尿病（38%）患者的比例相当大。约 18% 的患者是当前吸烟者，24% 的患者有既往 PCI 史，7% 的患者有既往心肌梗死史。两组患者的支架类型相似，均通过经桡动脉途径送入。两组患者的介入治疗成功率均约为 98%。几乎所有患者都使用他汀类药物、阿司匹林和 $P2Y_{12}$ 受体抑制剂治疗，其他特定的术后药物治疗在两组之间是相似的。血管内成像的优势一直存在于复杂病变中，大多数（55%）为弥漫性长冠状动脉病变，但其他类型的复杂 PCI 病变包括分叉病变（22%）、慢性完全闭塞（20%）、严重钙化病变（14%）和主要冠状动脉的开口病变（15%）。在这些病变类型中，血管内成像在 TLF 方面相对于血管造影至少在数值上具有优势。可能的例外是需要至少 3 个支架的病变（HR 1.24；95% CI 0.49 ～ 3.18），置信区间结果很宽。

【研究结论】

对于复杂冠状动脉病变患者，血管腔内指导的 PCI 在降低心源性死亡、靶血管相关心肌梗死等方面优于血管造影的 PCI，为目前临床应用血管腔内影像指导 PCI 提供了新的支持证据。

（首都医科大学附属北京安贞医院　刘　飞　高　海）

（五）2023ACC REVIVED-BCIS2 研究：缺血性左心室功能障碍患者经皮血运重建治疗对心律失常发生无获益

【研究背景及目的】

REVIVED-BCIS2 是一项将经皮冠状动脉介入治疗（PCI）作为最佳药物治疗（OMT）的辅助疗法应用于伴有严重缺血性左心室功能不良的稳定性患者的临床研究，研究结果表明 PCI 干预效果可能无临床优势，所有患者术后皆出现可存活但功能减退的心肌。进一步分析临床中出现的这类冬眠心肌的数量并不是临床结果的良好预测指标，提示患者可能因其他原因出现死亡或心力衰竭（HF）。心肌瘢痕组织的负荷却是临床风险的有效预测指标，与冠状动脉疾病的严重程度甚至左心室射血分数（LVEF）无关。

研究前期一项大型试验的分析表明，对于稳定型冠心病伴有左心室（LV）功能不良的患者来说，PCI 作为 OMT 的补充，并不是一种有效的治疗方式。

【研究评论】

试验中招募的患者的心肌活性与结果跟踪不佳，因此常规活力测试不能作为决定谁应接受 PCI 的有效指南。缺血的活力测试在实践中经常用于帮助制订再血管化决策。由于心肌活性的程度可以有所不同，所以是否存在一个"最佳点或适中的活力区域"，可以预测哪些患者接受 PCI 会比药物治疗效果更好。"试验明确表明情况并非如此。"冬眠心肌的程度是否能预测临床结果或左心室功能恢复？这种观点具有一定创新性。但 REVIVED-BCIS2 的这项二次分析中的活力测试"似乎并不能预测 PCI 或药物治疗的益处"。

【研究结果】

该试验的 700 例接受 OMT 的患者被随机分配至接受 PCI 组或不接受 PCI 组，分别为 347 例和 353 例。大约 12% 的患者是女性。约 70% 的患者接受基线和随访时的心脏磁共振成像（CMR）检查以评估心肌活力，使用延迟钆增强技术估计瘢痕负荷；其余患者接受多巴酚丁胺应激超声心动图检查。所有影像学评估均在独立的核心实验室进行。心肌存活程度以 3 种方式定义：冬眠心肌的体积、存活心肌的总体积和瘢痕负荷，均以左心室总体积的百分比表示。在平均 3.3 年的随访期间，每增加 10% 的左心室体积被定义为冬眠心肌，与全因死亡或心力衰竭住院危险比（HR）相关，其危险比为 0.98（95% CI 0.93 ～ 1.04；P=0.56）。这一分析针对年龄、性别、糖尿病、既往心力衰竭住院史、慢性肾衰竭、冠心病严重程度、活力检测类型和基线左心室射血分数进行了调整。总存活心肌的百分比每增加 10%，其调整后 HR 略微降低至 0.93（95% CI 0.87 ～ 1.00；P=0.048）。与瘢痕负荷的关联性较强。每增加 10% 的瘢痕负荷，调整后的复合终点 HR 显著增加至 1.18（95% CI 1.04 ～ 1.33；P=0.009）。

【研究结论】

研究表明瘢痕负荷（而不是通常衡量的活力范围）可能有效地指导患者是否应用 PCI，按照我们现在对冬眠心肌的认识，活力测试目前并不适合临床应用而瘢痕负荷的测试可能对临床结果和左心室功能恢复都具有非常有力的预测作用。但瘢痕负荷并未包含在任何用于分层风险的指南中。

（首都医科大学附属北京安贞医院　刘　飞　李　响）

（六）2023ACC STREAM-2 研究：老年 STEMI 患者接受半剂量替奈普酶的药物 – 侵入策略可作为延迟 PCI 的合理替代方案

【研究背景及目的】

ST 段抬高型心肌梗死（STEMI）指南建议，如果不能及时进行经皮冠状动脉介入治疗（PCI），则应进行药物 – 侵入（pharmaco-invasive）联合治疗。全剂量替奈普酶会增加老年患者颅内出血的风险。对于老年 STEMI 患者，使用半剂量替奈普酶的药物 – 侵入策略是否有效、安全尚不清楚。

【研究方法】

STREAM-2（老年心肌梗死患者早期再灌注策略，strategic reperfusion in elderly patients farly after myocardial infarction）是一项由研究者发起的开放标签、随机、多中心研究。年龄 ≥ 60 岁、2 个连续导联 ST 段抬高 ≥ 2mm、无法在 1 小时内进行直接 PCI 的患者被随机分配（2 : 1）至药物 – 侵入治疗组或直接 PCI 组。所有患者均服用阿司匹林 150 ~ 325mg。药物 – 侵入组接受氯吡格雷治疗，初始剂量为 300mg，之后每天 75mg，并接受依诺肝素治疗（75 岁以下患者静脉注射 30mg，之后每 12 小时皮下注射 1mg/kg；75 岁以上患者不进行静脉注射，每 12 小时皮下注射 0.75mg/kg）。对照组按照当地惯例接受抗血小板和抗凝治疗。药物 – 侵入组在注射替奈普酶 90 分钟后进行心电图检查。如果心电图显示 ST 段抬高的缓解率低于 50%，则患者将立即接受冠状动脉造影和 PCI。如果心电图显示 ST 段抬高的缓解率超过 50%，则患者将在随后（6 ～ 24 小时）接受冠状动脉造影，并在必要时进行 PCI。

主要的疗效终点是 ST 段回落≥ 50% 的患者比例和 30 天内死亡、休克、心力衰竭或再梗死的复合终点。安全性评估包括 30 天内的颅内出血和非颅内大出血。

【研究结果】

患者被分配至药物 – 侵入治疗组（401 例）或直接 PCI 组（203 例）。从随机分配到给予替奈普酶或插入鞘管的中位时间分别为 10 分钟和 81 分钟。与直接 PCI 组相比，接受溶栓的患者 ST 段抬高得到了更好的缓解，85.2% 药物 – 侵入组患者和 78.4% 直接 PCI 组患者 ST 段回落≥ 50%；药物 – 侵入组的残余 ST 偏差总和也较低（4.5mm vs 5.5mm，P=0.02），表明缺血得到了更好的缓解。PCI 术后 / 最终造影后，两组间 TIMI 血流 3 级的患者比例无统计学差异（约 87%）。联合治疗组中 12.8%（51/400）的患者出现了终点事件，而在直接 PCI 组为 13.3%（27/203），相对风险为 0.96（95% CI 0.62 ～ 1.48）。药物 – 侵入组发生了 6 例颅内出血（1.5%）：其中 3 例为违反方案（2 例为过度抗凝，1 例为未控制的高血压）。直接 PCI 组未发生颅内出血。两组非颅内大出血的发生率都很低（< 1.5%）。

【研究结论】

在早期出现的老年 STEMI 患者中采用半剂量替奈普酶与其直接 PCI 后的心电图变化有关。两组患者的临床疗效和血管造影终点相似。使用了半剂量替奈普酶的患者颅内出血风险高于 PCI 组。如果不能及时进行 PCI，且注意纤溶禁忌证并避免过度抗凝，这种药物 – 侵入治疗策略不失为一种合理的替代方案。

（首都医科大学附属北京天坛医院　曹晓菁）

（七）2023ACC TARGET 研究：稳定型冠心病患者 CT-FFR 指导介入治疗安全有效

现行指南在 2021 年版中纳入了冠状动脉 CT 血流储备分数（CT-FFR）的使用。TARGET 研究是在 2023 年 ACC 上发布的一项晚期突破性试验，其目的是明确在冠状动脉 CTA（CCTA）显示中度狭窄的稳定型冠心病患者中，与基于负荷试验的标准路径相比，基于现场机器学习（ML）的 CT-FFR 策略是否能改善临床预后和节省医疗费用。胸痛且 CCTA 显示血管狭窄程度为 30% ～ 90% 的稳定期患者被随机分配到标准治疗组（心脏负荷 MRI、SPECT、运动心电图）或现场 CT-FFR 组。

主要纳入标准包括有新发胸痛、疑诊冠状动脉疾病（CAD）的患者；基于 CAD Consortium 的验前概率为中至高等水平的受试者；CCTA 检查结果显示至少一条主要冠状动脉直径狭窄 30% ～ 90%（冠状动脉直径 ≥ 2.5mm）。

该研究排除了急性冠脉综合征，血流动力学不稳定，既往心肌梗死，PCI，CABG，已知主要冠状动脉血管造影显示狭窄 ≥ 50%，CCTA 检查发现左主干支狭窄 ≥ 50% 或一条主要冠状动脉狭窄 > 90%，严重瓣膜病或心肌病等情况。

负荷试验检查结果呈阳性的标准组患者、CT-FFR < 0.8 的试验组患者将接受有创冠状动脉造影（ICA）。主要终点是 90 天内无阻塞性 CAD 或介入治疗的 ICA 率。次要终点是 1 年内的主要不良心血管事件（MACE）、生活质量和医疗支出。

在筛选出的 7683 例患者中，有 1216 例患者符合纳入标准，随机分配后两组各 608 例。在接受 CT-FFR 检查的患者中，412 例 CT-FFR 检查结果为阳性，2 例未完成检查，194 例结果为阴性。阳性结果的患者接受了 ICA 检查，有 333 例患有阻塞性 CAD；其中 302 例接受了冠状动脉血运重建（291 例介入治疗，11 例冠状动脉旁路移植术），31 例接受指导性药物治疗。患者平均年龄为 59 岁，男性占总人数的 65%。23% 患有糖尿病，61% 有高脂血症，32% 吸烟。

令人失望的是，大多数患者的药物治疗未达预期，80%～83% 的患者接受了抗血小板治疗，65% 接受了他汀类药物治疗，只有 40% 接受了 β 受体阻滞剂治疗。53% 的患者出现非典型胸痛，28% 出现非心绞痛胸痛。61% 的患者为 2 级心绞痛，38% 为 3 级心绞痛。88% 标准治疗组患者接受了运动负荷试验，只有 15% 接受了 SPECT 检查，9% 接受了负荷超声心动图检查。3 根主要的冠状动脉供血区域均存在缺血，其中左前降支区域占比超过 50%。小部分患者（9%～13%）接受了有创 FFR 检测。

与标准组相比，CT-FFR 组接受 ICA 检查但无阻塞性 CAD 或有阻塞性 CAD 且在 90 天内未接受介入治疗的患者比例显著降低［28.3%（119/421）vs 46.2%（223/483），$P < 0.001$］。这主要是因为与标准组相比，CT-FFR 组中发现非阻塞性 CAD 的患者比例降低［20.9%（88/421）vs. 38.1%（184/483）］。主要不良心血管事件（MACE）两组间没有显著差异（风险比为 0.88；P=0.8）。

总体而言，基于机器学习的 CT-FFR 能很好地为各种冠状动脉疾病提供实时分析。与 CT-FFR 策略相比，结合 CCTA 和负荷试验的标准治疗导致了更高的 ICA 率。现场 CT-FFR 策略可在中危稳定型胸痛患者的管理中发挥重要作用，进一步巩固了 CCTA 作为"守门员"的作用。鉴于大多数患者为非典型或非心源性胸痛，平均年龄为 59 岁，表明这是一个整体低风险人群，其在有临床事件或左心室功能障碍的高风险患者中的应用仍是未知数。其他一些局限性包括标准组的负荷试验种类繁多，难以进行直接比较，没有对血运重建进一步分析，特别是血运重建是否完全。由于该研究仅在中国进行，生活质量和成本分析可能因地域而异。现场 CT-FFR 的效率和可靠性不能推广到其他无经验的中心。

总之，对于 CCTA 检测为中度（30%～90%）狭窄的稳定期冠心病患者，基于机器学习的现场 CT-FFR 策略是可行、安全和有效的。

与标准治疗相比，现场 CT-FFR 降低了接受 ICA 且无阻塞性疾病或 90 天内需要接受介入治疗的稳定型 CAD 患者的比例。现场 CT-FFR 策略增加了血运重建率，成本有降低的趋势，但未改善生活质量或减少主要不良心血管事件。

（首都医科大学附属北京天坛医院　曹晓菁

战略支援部队特色医学中心　曾　源）

（八）2023 ACC HOST-IDEA 研究：接受第三代药物洗脱支架 PCI，3 ～ 6 个月双联抗血小板治疗不劣于 12 个月

HOST-IDEA 研究是比较使用了超薄支柱和先进聚合物技术的第三代药物洗脱支架（DES）进行经皮冠状动脉介入治疗（PCI）后 3 ～ 6 个月与 12 个月双联抗血小板治疗（DAPT）净不良临床事件（NACE）发生的随机临床试验。在 2023 年美国心脏病学会科学会议特色临床研究（FCR-2）专场中，来自韩国首尔国立大学医院心血管中心的 Hyo-Soo Kim 博士公布了 HOST-IDEA 研究的结果：在使用第三代 DES 进行 PCI 的患者中，3 ～ 6 个月 DAPT 组的 NACE 与 12 个月 DAPT 组相似。该试验同步发表于 *Circulation*。

【研究背景及目的】

当前指南建议，接受 PCI 的患者中，稳定型缺血性心脏病（SIHD）患者术后 DAPT 应持续 6 个月，急性冠脉综合征（ACS）患者为 12 个月。第三代 DES 具有超薄支柱和先进聚合物技术，可最大程度降低支架相关并发症的风险，具有缩短 DAPT 默认持续时间的潜力，但使用第三代 DES 进行 PCI 后短期 DAPT 的数据有限。

【研究方法】

HOST-IDEA 研究是一项由研究者发起的开放标签、多中心、非劣效性、随机试验，纳入韩国 37 个中心的患者。试验招募了使用 Orsiro 生物可降解聚合物西罗莫司洗脱支架（SES）或 Coroflex ISAR 无聚合物 SES 进行 PCI 的患者，按照 1 ∶ 1 的比例随机分为 3 ～ 6

个月 DAPT 组和 12 个月 DAPT 组。试验排除了 ST 段抬高型心肌梗死患者。抗血小板药物的选择由医生自行决定。试验主要终点为 12 个月 NACE，包括心源性死亡、靶血管心肌梗死、临床驱动靶病变血运重建、支架血栓形成或大出血（定义为出血学术研究会 3 型或 5 型）。主要的次要终点是靶病变衰竭，心源性死亡、靶血管心肌梗死、临床驱动靶病变血运重建和大出血的复合。

【研究结果】

研究共纳入 2013 例患者［年龄（65.7±10.5）岁；男性 1487 人（73.9%）；急性冠脉综合征患者 1110 例（55.1%）］，被随机分配到 3～6 个月 DAPT 组（n=1002）和 12 个月 DAPT 组（n=1011）。此外，72.0% 的患者接受了 Orsiro SES PCI，支架的平均总长度和数量分别为（29.2±165）mm 和（1.6±1.0）枚。两组患者的基线人口统计学、临床、血管造影和手术特征无明显差异。

3～6 个月 DAPT 组的 DAPT 中位持续时间为 100 天，12 个月 DAPT 组的 DAPT 中位持续时间为 360 天（P＜0.001）。3～6 个月 DAPT 组患者对研究方案的依从率为 72%，12 个月 DAPT 组为 94.4%。3～6 个月 DAPT 组中 98.7% 的患者完成了临床随访，12 个月 DAPT 组 99.4% 的患者完成临床随访。

12 个月时，3～6 个月 DAPT 组 37 例（3.7%）患者发生主要终点，12 个月 DAPT 组有 41 例（4.1%）患者发生主要终点，3～6 个月 DAPT 组与 12 个月 DAPT 组的非劣效性得到满足［绝对风险差 –0.4%（单侧 95% CI – ∞ % ～ 1.1%）；非劣效性 P＜0.001］。两组主要终点的风险相当（HR 0.93，95%CI 0.60 ～ 1.45，P=0.75）。在主要的次要终点方面，两组在靶病变衰竭（HR 0.98，95%CI 0.56 ～ 1.71，P=0.94）或大出血（HR 0.82，95%CI 0.41 ～ 1.61，P=0.56）方面无显著差异。

出院时接受氯吡格雷的患者中，两组的主要和次要终点无显著差异。出院时接受强效 P2Y$_{12}$ 抑制剂的患者中，与 12 个月 DAPT 组相比，3～6 个月 DAPT 组大出血风险较低，趋势无统计学差异（0.9%

vs 2.8%，*HR* 0.42，95%*CI* 0.04～4.12）。3～6个月 DAPT 组，完成3～6个月 DAPT 后，阿司匹林单药组和 P2Y$_{12}$ 抑制剂单药组的主要和次要终点无显著差异。

【研究结论】

在使用第三代药物洗脱支架接受 PCI 治疗的患者中，3～6个月 DAPT 的净不良临床事件不劣于 12个月 DAPT。需要进一步的研究将这一发现推广到其他人群，并确定 3～6个月 DAPT 的理想方案。

（衡水市人民医院心血管内科　宋俊迎）

三、血脂代谢研究进展

（一）2023ACC CLEAR 研究：贝米多酸可减少他汀类药物不耐受患者的心血管事件

2023ACC 科学会议发布了大型Ⅲ期安慰剂对照 CLEAR 试验结果：一种使用贝米多酸（Nexletol，Esperion）降低胆固醇的新方法显著减少了对他汀类药物不耐受患者的心血管事件。

【研究背景】

贝米多酸是一种 ATP 柠檬酸裂解酶抑制剂，可降低低密度脂蛋白（LDL）胆固醇水平，并与肌肉相关不良事件的低发生率有关；其对心血管结果的影响仍不确定。

【研究方法】

CLEAR 研究是一项双盲、随机、安慰剂对照试验，入组患者为因不可接受的不良反应而无法或不愿服用他汀类药物的患者（"他汀类药物不耐受"患者），以及患有或有心血管疾病的高风险患者。13 970 例入组患者被随机分组，其中 6992 人被分配到贝米多酸组，接受口服贝米多酸，每天 180mg。6978 人被分配给安慰剂组。中位随访时间为 40.6 个月。主要终点是 4 种主要心血管不良事件的复合事件，定义为心血管原因死亡、非致命性心肌梗死、非致命脑卒中或冠状动脉血运重建。

【研究结果】

13 970 例入组患者随机分组，6992 人被分配到贝米多酸组，6978 人被分配给安慰剂组。中位随访时间为 40.6 个月。两组在基线时的平均 LDL-C 水平均为 139.0mg/dl。6 个月后，贝米多酸组的 LDL-C 水平下降幅度比安慰剂组大 29.2mg/dl；下降幅度百分比为

21.1%。复合主要终点［包括心血管原因死亡、心肌梗死（MI）、脑卒中或冠状动脉血运重建］风险降低 13%；其中，心肌梗死事件减少 23%，冠状动脉血运重建事件减少 19%。中位随访时间 40.6 个月后，贝米多酸的主要终点事件（心血管原因死亡、心肌梗死、脑卒中或冠状动脉血运重建）发生率显著低于安慰剂（11.7% vs 13.3%；风险比为 0.87；P=0.004），绝对风险降低了 1.6%，心血管原因死亡 / 脑卒中 /MI 的次要复合终点降低了 15%（8.2% vs 9.5%；风险比为 0.85；P=0.006）。致命性或非致命性 MI 减少了 23%（3.7% vs 4.8%；风险比为 0.77；P=0.002），冠状动脉血运重建减少了 19%（6.2% vs 7.6%；风险比为 0.81；P=0.001）。该药物在不能或不愿服用他汀类药物的一级和二级预防患者的混合人群中也具有良好的耐受性。亚组分析显示，男性和女性的治疗效果没有差异。贝米多酸对致命性或非致命性脑卒中、心血管原因死亡和任何原因死亡没有显著影响。安全性方面，两组中 25% 的患者报告了不良事件，两组不良事件发生率无统计学差异。其中 10.8% 的贝米多酸组和 10.4% 的安慰剂组报告了导致停药的不良事件。贝米多酸组 15.0% 的患者报告肌肉紊乱，安慰剂组 15.4%。新发糖尿病病例也没有差异（16.1% 和 17.1%）。但是，值得注意的是贝米多酸与痛风（3.1% vs 2.1%）和胆结石（2.2% vs 1.2%）发病率的小幅增加有关，血清肌酐、尿酸和肝酶水平也略有增加。

【研究结论】

在他汀类药物不耐受患者中，贝米多酸治疗可降低主要不良心血管事件（心血管原因死亡、非致命性心肌梗死、非致命脑卒中或冠状动脉血运重建）的风险。

【评论】

尽管他汀类药物不耐受的概念仍然存在争议，但他汀类药物不耐受仍然是一个令人烦恼的临床问题，它可能会阻止符合他汀类药物治疗指南的患者达到与临床益处相关的低密度脂蛋白胆固醇水平。因此，需要替代非他汀类药物疗法来控制这些患者的低密度胆固醇水平。CLEAR 研究证实了贝米多酸可降低主要不良心血管事件的风险，且此研究中贝米多酸是作为单一疗法进行研究的，我们有理由相信，贝米多酸与依折麦布联用降低 LDL-C 水平时可能看到更大潜力。但鉴于他汀类药物对血管有益的压倒性证据，现在考虑将苯磺酸作为他汀类药物的替代品还为时过早。这一观点需要更多的循证医学证据证明。

（山西省心血管病医院　盖婉丽　李怀娜）

（二）2023ACC PCDS Statin 研究：个性化提醒可改善动脉粥样硬化性心血管疾病患者的高强度他汀药物依从性

2023 年 3 月 5 日，2023ACC 科学会议公布了 PCDS Statin 研究结果。该研究评估了个性化提醒是否可以改善动脉粥样硬化性心血管疾病（ASCVD）患者他汀类药物使用情况。结果显示，集中处理的个性化提醒使 ASCVD 患者高强度他汀使用率和他汀类药物依从性显著增加。

【研究背景及目的】

他汀类药物竞争性抑制内源性胆固醇合成限速酶 HMG-CoA 还原酶，不仅能有效降低总胆固醇（TC）和低密度脂蛋白（LDL），而且能一定程度上降低三酰甘油（TG），是目前临床上常用的降脂药物。尽管医学指南建议几乎所有心血管疾病患者应用高强度他汀，但既往研究表明，在治疗所有心血管病患者时，对指南的依从率很低。PCDS Statin 研究是使用个性化临床决策支持干预改善 ASCVD 患者他汀使用情况的一项群组随机化试验，旨在评估个性化的提醒能否改善高强度他汀疗法（HIS）在 ASCVD 患者中的使用率和依从性。

【研究方法】

为开发提醒系统，研究者首先使用机器学习算法分析临床医师的记录，寻找他汀类药物相关副作用的证据（通常认为是导致指依从性低的因素），并生成患者心血管疾病史、他汀类药物使用史和任何报告有副作用的摘要。然后，与患者和临床医师进行访谈，以了解使用指南指导的他汀类药物的同时，在哪种情况下提供患者特定信息提醒。

为测试提醒系统，研究者随机选择了 27 家初级护理诊所，其中 14 家诊所（117 名临床医生，18 427 例 ASCVD 患者）实施 15 个月的系统提醒，设为干预组，13 家诊所（128 名临床医生，18 214 例 ASCVD 患者）继续常规护理，设为对照组。在研究开始之前，所有诊所都接受了他汀类药物指南的基础教育，所有临床医生都可以在整个研究过程中访问心血管疾病患者使用他汀类药物的详细信息。对于实施系统提醒的诊所，约 27% 的提醒为同步发送（在患者就诊前 2～7 天发送），其余在研究期间的其他时间发送。该系统不向连续有超过 3 个未签名提醒的临床医生发送提醒。提醒内容包括 ASCVD 诊断日期和类型、他汀类药物和剂量、最后一次他汀类药物使用日期、他汀类药物相关副作用的日期和类型、高强度他汀类药物定义和他汀类药物相关副作用管理指南。研究主要终点包括干预组和对照组的 HIS、任意他汀类药物使用情况（次要终点）及他汀类药物依从性（探索性终点）［使用天数比例（PDC）≥ 0.8］的前后变化。

【研究结果】

该研究是迄今为止使用计算机学习生成提醒来影响临床医生处方实践的最大研究之一，涉及超过 3.6 万例患者，每个小组超过 1.8 万例。患者平均年龄 71.1 岁，缺血性心脏病患者占 77.5%。干预组中 41.6% 的患者在系统中有与他汀类药物相关副作用的信号。在干预组中，共向 4532 例患者发送了 4928 次提醒（27% 为同步，73% 为非同步），占基线未使用高强度他汀患者的 53%。在整个研究过程中，干预组中有 37 名（31.6%）临床医生选择退出。

15 个月间，干预组 HIS 使用率提高 1.6%（53.6%～55.2%），对照组 HIS 使用率下降 2.2%（55.9%～53.7%），组间 HIS 使用率

变化差值为 3.8%。使用个性化提醒系统对于 ASCVD 患者的 HIS 使用率具有显著的提升作用（OR 1.06；95% CI 1.02～1.11）。在干预组中，收到提醒的患者高强度他汀使用的绝对变化为增加 10.1%，而没有收到提醒的患者则下降了 0.18%。11.6% 的患者使用同步提醒，9.6% 的患者使用非同步提醒（P=0.58）。在有或无他汀类药物相关副作用的患者中，HIS 使用率则分别增加 9.1% 和 10.9%（P=0.02）。其次，15 个月间对于任意他汀药物的使用，干预组他汀药物使用率下降 2.4%（81.1% 降至 78.7%），对照组他汀药物使用率下降 5.2%（82% 降至 76.8%），组间他汀药物使用率变化差值为 2.8%，使用个性化提醒系统对于 ASCVD 患者的他汀药物使用率的下降趋势具有遏制作用（OR 1.12；95% CI 1.06～1.18）。在他汀药物的使用依从性方面，干预组他汀类药物依从率上升了 6.4%（60.8% 升至 67.2%），对照组他汀类药物依从率上升了 3.6%（54.4% 升至 58%），组间他汀类药物依从率变化差值为 2.8%〔PDC≥0.8，OR=1.38（95% CI=1.32～1.45）〕。

【研究结论】

这是第一项利用结构化数据和自然语言处理为临床医生提供同步和个性化信息以改善 ASCVD 患者的 HIS 使用的多站点研究。该研究设计的个性化提醒系统可以显著提高 ASCVD 患者 HIS 的用药率和他汀依从性，且可以减弱总体他汀类药物使用率下降的趋势，从而使得此类患者在他汀使用率上获益。从这个意义上讲，此研究证明了信息驱动的干预措施对于医疗质量的改善具有研究前景。

（山西省心血管病医院　王建玲　王志鑫）

（三）2023ACC STOP-CA 研究：阿托伐他汀可降低淋巴瘤患者蒽环类药物所致心脏功能障碍

【研究背景及目的】

本研究是一项多中心随机试验研究，纳入 300 例阿托伐他汀治疗的同时接受蒽环类药物治疗的淋巴瘤患者，在 12 个月的治疗期间，阿托伐他汀治疗同时接受蒽环类药物治疗的淋巴瘤患者心脏功能障碍的发生率显著降低约 2/3。

【研究方法】

纳入患者均为患有淋巴瘤（霍奇金淋巴瘤或非霍奇金淋巴瘤）的成年患者，所有患者拟在美国 8 个中心和加拿大 1 个中心接受蒽环类药物化疗。排除已接受他汀类药物治疗的患者或已建议他汀类药物治疗的患者。在入组的 300 例患者中，286 例患者完成了 12 个月的随访。患者被随机分配至阿托伐他汀组（每日服用 40mg 阿托伐他汀）或安慰剂组。患者接受蒽环类药物的累积中位数剂量为 $300mg/m^2$。患者的平均左心室射血分数（LVEF）为 63%，12 个月后降至 59%。主要终点：LVEF 较基线水平至少下降 10% 且 LVEF 下降至不足 55%。次要终点：12 个月后 LVEF 较基线水平至少下降 5%，且 LVEF 低于 55% 的患者比例。

研究人员在基线水平时采用心脏磁共振成像技术评估 LVEF，随访时也采用此方法，但少数患者由于相关协调问题而采用超声心动图进行检查。超过 90% 的患者依从性良好，坚持服用指定药物。

【研究结果】

接受阿托伐他汀治疗的患者中发生这一结果的比例为 9%，而在安慰剂组患者中的比例为 22%，两者存在显著差异。计算出的安慰剂组患者发生主要终点的概率为阿托伐他汀组患者的 2.9 倍，同样存在显著差异。研究的次要终点结果显示：12 个月后 LVEF 较基线水平至少下降 5%，且 LVEF 低于 55% 的患者比例。阿托伐他汀治疗患者中这一结果的发生率为 13%，安慰剂组患者为 29%，两者存在显著差异。阿托伐他汀和安慰剂治疗组在研究期间的不良事件没有显著差异，肌肉疼痛、肝酶升高和肾衰竭的发生率相似。没有患者发生肌炎。阿托伐他汀治疗还使 LDL 胆固醇水平较基线水平平均降低了 37%。

【评论】

研究者新开展的 STOP-CA 研究和之前开展的一项具有中性结果且在 2022 年发表的大型研究之间存在一项重要差异，即 STOP-CA 研究的首要终点是心脏功能发生的"重大变化"，从基线水平上来看，左心室射血分数（LVEF）下降至少 10%，使射血分数降至不足 55%。

休斯顿德克萨斯大学安德森癌症中心心脏病学系主任、教授 Anita Deswal 博士未参与该研究，但他认为"研究者需要考虑为蒽环类药物引发心脏毒性的高风险患者，使用阿托伐他汀，尤其针对接受更高剂量蒽环类药物的患者、老年患者、肥胖患者和女性患者"。

加州斯坦福大学专门研究心脏肿瘤学的心脏病专家、教授 Ronald M. Witteles 博士未参与该项研究，他认为"对于正在接受淋巴瘤或其他癌症治疗，接受同等或更高剂量蒽环类药物的患者，比如肉瘤患者，这一试验的结果至少证明医生和患者之间需要慎重讨论决定实施方案。是否让患者服用他汀类药物治疗不是必需的。尽管该试验取得了积极成果，但它针对的是影像学而不是临床终点。"

另有相关专家们认为，如果以心力衰竭这一临床终点为研究对象开展类似的研究，需要进行大样本研究，并延长随访时间。STOP-CA 试验并没有针对这一终点展开。在为期 12 个月的试验期间，共有 11 例患者发生心力衰竭，各组之间并无差别。"这是一项设计巧妙的重要试验，"Witteles 博士认为，"蒽环类药物仍然是淋巴瘤、肉瘤等很多恶性肿瘤的一种主要治疗手段，而其导致心脏功能减退的心脏毒副作用是确切存在的。"这一结果与 2022 年发表的 PREVENT 研究的结果形成了鲜明的对比。PREVENT 研究比较了 279 例乳腺癌患者每日服用 40mg 阿托伐他汀与安慰剂的疗效，治疗时间为 24 个月。然而，PREVENT 研究中的患者接受的中位累积蒽环类药物剂量为 $240mg/m^2$，该研究的主要终点是治疗 24 个月后 LVEF 相对于基线的平均变化，这一变化在安慰剂组为减少 0.08 个百分点，差异不显著。

　　Neilan 博士认为在 STOP–CA 研究中，与阿托伐他汀治疗的患者相比，安慰剂组 LVEF 平均变化为减少 1%，这一差异在统计学上具有显著性，但"在临床上并不显著"。在设计研究时需要关注 LVEF 的临床意义变化，而不是将重点放在观察患者整体平均变化。

（首都医科大学附属北京安贞医院　李　响）

四、心力衰竭研究进展

（一）2023ACC AIMI-HF 研究：心力衰竭患者多模态成像技术与单光子发射计算机断层成像没有区别

当地时间 2023 年 3 月 4 日，在 2023 年美国心脏病学会科学会议上，由来自渥太华心脏研究所的 Lisa Mielniczuk 博士介绍了 AIMI-HF 试验的结果。这项试验是有史以来规模最大的前瞻性研究，通过比较心脏磁共振成像（CMR）、正电子发射断层扫描（PET）和单光子发射计算机断层成像（SPECT）技术，评估其在缺血性心力衰竭（IHF）患者的心肌缺血和存活能力以及指导相关治疗策略制订方面的作用。AIMI-HF 研究结果，帮助广大临床医师明确了指导 IHF 治疗策略制订的最佳影像学技术，并进一步强调了为此类患者行血运重建的重要性。AIMI-HF 研究结果表明，在存在明确的心肌缺血或瘢痕的 IHF 患者群体中，心脏磁共振成像（CMR）与正电子发射断层扫描（PET）等多模态成像技术和单光子发射计算机断层成像（SPECT）技术在降低心脏复合终点事件方面无统计学差异，但多模态成像技术（CMR/PET）可显著降低缺血性心力衰竭患者的心源性死亡累积发生率。

【研究背景】

虽然医学影像技术在心脏病学中被广泛使用，是增长最快的医疗领域之一，但心脏磁共振成像（CMR）、正电子发射断层扫描（PET）和单光子发射计算机断层成像（SPECT）在评估缺血性心力衰竭（IHF）患者的心肌缺血和存活能力以及指导相关治疗策略制订方面的临床效用尚不明确。同时，心力衰竭（HF）的患病率随着时间的推移而不断增加，死亡率仍然很高。缺血性心力衰竭（IHF）

患者具有独特的高风险。心脏影像学技术具有独特的潜力，可通过评估缺血和存活能力来帮助确定最佳的治疗策略，例如在 IHF 中进行血运重建。

血运重建在缺血性心力衰竭患者中的作用仍不明确。迄今为止，支持缺血性心肌病患者进行完全血运重建的证据来自 STICH 试验的延长随访，该试验表明在接受冠状动脉旁路移植手术的患者中，10 年内全因死亡率和心血管死亡率较低。然而，该试验人群并不代表目前的最佳医疗治疗，手术血运重建的优势只在长期随访中显现出来。ISCHAEMIA 试验的亚组分析显示，在心力衰竭和 EF 35%～45% 的患者中，与非手术治疗相比，侵袭性治疗的复合心血管死亡率、心肌梗死、不稳定型心绞痛住院、心力衰竭或复苏心搏骤停的发生率较低［17.2% vs 29.3%；4 年内事件率差异为 –12.1%（95% CI，–22.6%～–1.6%）］。并且来自 REVIVED-BCIS2 的最新数据显示，在因缺血性心脏病导致严重左心室损伤且可证明心肌活力的患者中，使用 PCI 进行血运重建并未减少全因死亡或心力衰竭住院。

【研究方法】

AIMI-HF 试验是一项多中心试验，纳入了加拿大、芬兰、美国和南美的 15 个中心的 IHF 患者。

纳入标准：年龄＞18 岁，存在经冠状动脉造影明确的 / 高度可疑的 CAD，既往有 MI 或中度心肌缺血或心肌瘢痕病史。

排除标准：存在无法接受血运重建的严重生理状态，自入组 4 周内发生 ACS，需行急性冠状动脉手术或需联合行瓣膜手术。

研究主要终点：心脏复合事件（包括心源性死亡、MI、心搏骤停复苏、心脏疾病相关住院）的发生时间。

研究次要终点：复合事件和单一事件的发生率、全因死亡、影像学策略对血运重建成功率的影响、影像学和血运重建与研究主要终点、CV 死亡之间的相互作用、心肌缺血和存活性队列的临床终点。

【研究结果】

AIMI-HF 试验招募了 1381 名患者，大多数患者（85.8%）为男性，平均（±SD）年龄为（66.7±9.9）岁，EF 为（28.7±8.3）%，组间 NYHA 心功能分级相似，其中接受 MRA/PET 的患者为 1069 例，接受 SPECT 的患者为 312 例。总体人群分为两组：672 例患者属于心肌缺血队列组，709 例患者属于心肌存活队列组。对于每个组，患者被随机分配至 SPECT 或 CMR/PET 组。SPECT 组的患者具有更高的既往血管重建的患病率和更高的基线心律失常发生率。

研究发现，在中位数为 24.1 个月的期间，PET/CMR 组的主要复合事件发生率为 33.4%，而 SPECT 组为 37.4%（HR 0.95，95% CI 0.71～1.25，P=0.696），两组间无统计学差异。在缺血队列的 672 例患者中，PET/CMR 组主要终点的累积发生率为 31.5%，而 SPECT 为 37.1%（HR 0.86，95% CI 0.61～1.21，P=0.388）。值得注意的是，CMR/PET 组心源性死亡累积发生率较 SPECT 组低〔CMR 11.6% vs 18.5%（HR 0.61，95% CI 0.37～0.99，P=0.044）〕。

【研究结论】

无论是在总研究群体还是随机队列中，SPECT 组和 CMR/PET 组在主要临床终点方面均无显著统计学差异；在接受 CMR/PET 评估的患者群体中血运重建的发生率更高；在心肌缺血队列研究中，CMR/PET 组的心源性死亡发生率更低，该组中接受血运重建的患者的预后更佳。

【评论】

AIMI-HF 研究的局限性包括样本大小、有限的 SPECT 成像研究以及即使使用倾向性评分匹配也无法控制所有混杂因素。总的来说，这项试验存在许多显著的限制，最重要的是随机组中纳入的患者数量较少。该试验于 2011 年 1 月开始招募，于 2020 年 10 月完成招募。在这 9 年的时间里，仅有 271 例患者在 15 个研究中心进行了随机分组。虽然对于登记患者进行了倾向性匹配，但这种方法具有固有的局限性，同时还可能存在临床决策偏向某种成像模式的潜在偏见。本试验中使用的医疗治疗并不反映目前指南推荐的医疗治疗，只有不到 40% 的患者被开具了 MRA，并且没有关于使用 SGLT-2 抑制剂或 ARNI 的评论。此外，考虑到报告的平均射血分数（EF）、ICD 和心脏再同步化治疗（CRT）的总体发病率似乎较低，由于血管重建的标准并不明确，导致接受 CMR/PET 检查的患者中，血管重建发生的频率更高。另一个问题仍然存在，即在缺血性心肌病导致 LV 损伤的患者是否有成像技术有潜力指导治疗策略并改善临床结果。阅读完整的数据出版物将是有意义的，然而，LV 损伤的药物治疗方面的重大进展以及在这种人群中潜在的心脏复苏治疗和心脏除颤器的低使用率限制了其在当前缺血性心肌病患者管理中的普适性。

（首都医科大学附属北京安贞医院　王喜福　连　想）

（二）2023ACC BETTER CARE– HF 研究：
电子病历系统中嵌入警示讯号提高了射血分数降低的心力衰竭患者盐皮质激素受体拮抗剂处方率

BETTER CARE-HF 研究是一项涉及超过 2000 例患者和 180 例心脏病专家的单中心随机试验，其研究结果表明，电子病历系统（electronic health record，EHR）嵌入警示讯号（alert）工具后，与常规护理组和无警示讯号工具组相比，射血分数减低的心力衰竭（HFrEF）患者使用盐皮质激素受体拮抗剂（MRA）治疗的处方数量增加了 1 倍以上。

【研究背景】

在 ACC 上，Amrita Mukhopadhyay 医生表示，面对大规模人群的治疗，电子病历系统（EHR）工具具有低花费、易推广、可改善药物处方率的特点，但各 EHR 的设计和开发具有异质性，最佳 EHR 提醒方式仍未可知。警示讯号（alert）及提示信息（message）为可嵌入 EHR 内的两种不同类型临床决策支持工具。

此研究针对的是美国诊所中 MRA（螺内酯或依普利酮）的处方欠度问题，尽管几个医疗团体明确建议 MRA 是治疗大多数 HFrEF 患者的重要组成部分，但是在美国诊所中，约 2/3 的 HFrEF 患者没有接受 MRA 处方。Mukhopadhyay 博士表示如果对美国 HFrEF 患者更全面地开具 MRA 处方，每年可以预防超过 20 000 人的死亡；并且在电子病历系统中嵌入的提醒是经过与心脏病专家的访谈和试点测试精心设计的，通过优化警示功能，使其侵入性较小，但能有效地吸引注意力并快速启动下一步程序。

BETTER CARE-HF 研究是非常重要的，十多年来有压倒性的证据支持将 MRA 用于 HFrEF 患者，但其治疗差距非常大。在每年花费不到 50 美元的基础上，MRA 可以将 HFrEF 患者的全因死亡减少 25% ～ 30%，并减少心力衰竭的住院治疗。

【研究目的】

BETTER CARE-HF 研究旨在比较两种自动化的、EHR 嵌入式工具与常规护理在改善 HFrEF 患者 MRA 处方率中的有效性。

【研究方法】

BETTER CARE-HF 研究在纽约地区的 60 多家诊所进行，患者按对其随访的心内科医生（180 名）进行群集随机化（每组 60 人）。该研究包括 2211 例患者（警示讯号组 755 例、提示信息组 812 例、常规护理组 644 例）。

入选标准：年龄 ≥ 18 岁，尚无 MRA 处方且无 MRA 禁忌证的 HFrEF 患者。

【研究结果】

新增 MRA 处方比例分别为警示讯号（alert）组 29.6%，提示信息组（message）为 15.6%，对照组 11.7%。警示讯号组 MRA 处方的比例是对照组的 2.53 倍，且提示信息组的 MRA 处方比例比对照组显著增加了 33%。

BETTER CARE-HF 研究还显示，与对照组相比，警报讯号和提示信息组对于 HFrEF 患者的其他药物类别处方无显著影响。在 MRA 处方导致的高钾血症不良反应中，警示讯号组中发生不良反应比例最小，尽管警报组的患者高钾血症发作率相对增加了 45%（由于高钾血症事件的绝对增加率为 4.5%），但与对照组相比，警报讯号组中血钾＞5.5ml 比率为 5.0%，而对照组为 5.1%。

【评论】

电子病历系统（EHR）中嵌入警示讯号工具显著改善了 MRA 的开方情况，但在警报组被认为符合 MRA 条件的患者中，仍有 70% 未能获得处方。此外，血钾检测是另一个障碍，MRA 处方需要特定的检测血钾水平，因此为了提高 MRA 使用率，血钾检测是下一个需要关注的方面。警示讯号仅仅提示 MRA 类药物治疗是不够的，还需要提示适当的实验室检测。所有医生都有责任解释为什么没有尽最大努力使用指南推荐方法来治疗 HFrEF。在电子病历系统中，嵌入预警工具是弥合处方差距的一种方式，但我们需要多种方法，以便所有符合条件的患者都能接受指南推荐的医疗治疗。

（首都医科大学附属北京安贞医院　王喜福　连　想）

（三）2023ACC BMAD 研究：可穿戴流体传感器降低心力衰竭再住院风险

2023ACC 科学会议发布 BMAD 研究结果：为期 1 年的研究结果表明，如果心力衰竭（HF）患者佩戴一种可以提醒临床医生胸腔积液的贴式传感器，则他们在 90 天内因 HF 并发症再次入院的可能性可降低 38%。

【研究背景及目的】

HF 是指心脏功能出现异常，无法有效泵血的一种疾病。HF 影响美国 600 多万成年人，由于频繁住院和过早死亡，导致高昂的医疗保健和经济成本。HF 患者通常被建议每天测量体重，并密切监测水肿迹象和其他症状，如疲劳、呼吸短促和胸痛。尽管采取了这些措施，许多患者由于肺部液体积聚，在 HF 住院后几个月内又再次住院。BMAD 研究旨在通过帮助患者和临床医生监测液体积聚的早期迹象，并在需要住院治疗前进行干预，以降低再入院率。

【研究方法】

MicroCor（μCor）系统使用射频信号来评估佩戴者的胸腔积液指数（TFI），这是一种衡量胸腔积液的指标，将传感器贴在胸部左侧，并将数据发送给临床医生。BMAD 试验是一项多中心、多国、前瞻性、同期对照临床试验。主要纳入标准：① 10 天内因 HF 入院；②既往 6 个月内发生 HF 事件，并对 HF 相关肺淤血进行医疗处理或治疗；③无左心室射血分数（LVEF）要求。主要排除标准：穿戴式心脏除颤器（WCD），皮下植入式除颤器，左心室辅助装置（LVAD），因非心脏疾病预期寿命不足 1 年、皮肤对医用胶粘剂过敏，预计 90 天内开始透析，在住院期间出现 HF 相关症状后 24 小时内接受经皮冠状动脉介入相关治疗。研究主要终点是比较两个研究组之间因 HF 在 90 天内的再住院率。复合终点是 HF 相关急诊科就诊、住院或死亡。

该研究招募了来自美国和欧洲临床中心因 HF 住院 10 天内的受试者，受试者都连续佩戴 μCor 监测仪 90 天。研究人员先建立区分正常和肺水肿水平升高的阈值。对照组佩戴 μCor 监护仪，但监护仪的信息并未发送给他们的临床医生。干预组佩戴 μCor 监护仪，如果胸腔积液指数连续 3 天及以上超过既定阈值，数据将发送给他们的临床医生，并发出就诊警报，医生根据数据报告及与受试者访谈结果，进行下一步治疗干预措施。研究人员会对受试者进行每周、每月、6 个月和 1 年的随访。使用简易堪萨斯城心肌病调查问卷（KCCQ-12）来衡量生活质量。计算每位受试者在基线和第 90 天的评分。

【研究结果】

该研究共招募了 522 例患者接受了筛查，最后有 494 例受试者参加，其中对照组（$n=245$），干预组（$n=249$）。从基线特征上看，两组患者在年龄、性别、种族、NYHA 心功能分级、左心室射血分数等方面均无明显统计学差异。

主要终点事件分析：与对照组相比，干预组受试者的相对风险降低了 38%（P=0.03），90 天绝对风险降低 7%，减少 1 例事件需要治疗的人数（NNT）为 14.3。复合终点事件分析：与对照组相比，干预组受试者的相对风险降低了 38%（P=0.02）。研究人员还通过 KCCQ-12 的生活质量表探究了干预组和对照组受试者生活质量的变化。虽然两组在 90 天内的生活质量均有所改善，但干预组受试者报告的生活质量平均分比对照组受试者高 12 分（P=0.004）。

【研究结论】

使用 HFMS 系统的阈值警报管理 HF 的策略可使 HF 再住院相对风险降低 38%，绝对值降低 7%，NNT 为 14.3 例，有助于降低 HF 患者再入院风险。通过 KCCQ 测量，干预组的生活质量得到改善更大，其获益幅度比对照组大 12%，这一结果具有临床意义。

【评论】

随着慢性 HF 发病率不断升高，患者高再入院率得到越来越多的关注，准确评估患者再入院风险成为降低 HF 患者再入院率、改善健康结局的重要基础。目前，通常建议 HF 患者每天称重，并密切监测肿胀迹象和其他症状，如疲劳、呼吸急促和胸痛。尽管采取了这些措施，许多患者仍在 HF 出院后几个月内又重返医院，通常是由于胸腔积液。当前有几种设备可用于监测 HF 并发症的迹象。其中包括植入式心脏除颤器（ICD）和可插入循环记录器，用于监测通常与 HF 共存的异常心律，以及肩扛式 ReDS 系统，用于监测胸腔积液。MicroCor（μCor）提供了一种替代方案——通过远程为临床医生提供有关患者病情的可操作信息，该设备鼓励临床医生更早地调整药物并防止更严重的并发症。该设备可以很容易地应用和移除，实验装置可以为植入式传感器提供侵入性更小且更具成本效益的替代方案。但这项研究规模适中且不是随机试验，所以更大规模的随机试验将有助于增强研究结果可信性。

（山西省心血管病医院　郭彦青　李　宁　乔娜婷）

（四）2023ACC CAMEO–DAPA 研究：达格列净 改善 HFpEF 的血流动力学机制为代谢改善

2023 年 ACC 科学会议期间，来自梅奥诊所的 Barry A. Borlaug 教授代表团队重磅公布了 CAMEO–DAPA 试验结果，研究分析了达格列净对于受试者血流动力学、体重以及血容量的影响，为射血分数保留的心力衰竭（HFpEF）患者服用达格列净产生良多获益的潜在机制提供新的思考方向。

【研究背景】

钠–葡萄糖协同转运蛋白 2（SGLT-2）抑制剂已被证明可以减少 HFpEF 患者的不良结局并改善其健康状况，但截至目前，这些益处的产生机制仍未明晰。既往曾提出的机制包括对血流动力学、心脏功能以及容量扩张的有益影响，但缺乏严格的随机临床试验来直接验证相关机制。

【研究方法】

CAMEO–DAPA 试验是一项随机、双盲、安慰剂对照试验，旨在探究 SGLT-2 抑制剂达格列净 10mg 每日 1 次，对 HFpEF 患者的影响。研究纳入 EF ≥ 50%、NYHA 心功能分级Ⅱ～Ⅲ级且运动时肺毛细血管楔压（PCWP）≥ 25mmHg 的 HFpEF 患者；排除标准为既往诊断为 1 型糖尿病、心肌病、心包病变及其他非 HFpEF 原因引起的呼吸困难或心力衰竭。受试者在基线和达格列净或安慰剂治疗 24 周后通过右心导管检查评估静息/运动时各指标变化。主要终点为 24 周前后静息/运动时 PCWP 的变化；次要终点为静息/运动时右心房压和肺动脉压，血浆、血液和红细胞比容及体重变化情况。

【研究结果】

共纳入 43 例受试者，其中 3 例因不符合血流动力学纳入标准（即 PCWP < 25mmHg）被排除在外，2 例在右心导管检查前退出，最终安慰剂组入组 16 例，达格列净组入组 21 例。基线数据中两组

患者差异无统计学意义，两组患者平均年龄均为 67 岁，约有 2/3 患者为女性，肥胖患病率极高达 71%，平均 BMI 为 35kg/m²，大多数患者 NYHA 心功能分级为 Ⅲ 级，但达格列净组患者 N 端原 B 型钠尿肽（NT-proBNP）略高。

治疗前患者静息时平均 PCWP 为 16mmHg，运动时显著增高，平均 PCWP 达 33mmHg。24 周后观察发现，安慰剂组患者静息 PCWP 及运动 PCWP 均未出现明显变化；但在达格列净组中，静息时 PCWP 显著降低 3.5mmHg（95% CI -6.7 ～ -0.4；P=0.029），降幅达 20% ～ 25%，运动时 PCWP 降低更为显著，达 6.1mmHg（95% CI -11.2 ～ -1.0；P=0.019）。

在右心房压及肺动脉压方面，24 周治疗后达格列净组患者静息时右心房压及肺动脉压均存在下降趋势；且运动时右心房压及肺动脉压的降低存在统计学意义：右心房压降低 4.2mmHg（-7.3 ～ -1.0；P=0.010）、平均肺动脉压降低近 6mmHg（-10.9 ～ -0.9；P=0.022）。

虽然目前已知达格列净和所有 SGLT-2 抑制剂都会适度减轻患者体重，但在该研究中，患者体重降幅更为显著，与安慰剂组相比，达格列净组患者平均体重减轻 3.5kg（P=0.006）。在总血容量方面，达格列净与安慰剂相比对红细胞比容没有影响（P=0.75），但使用达格列净后，与安慰剂相比，患者直接测量的血浆体积减少了 285ml（P=0.015）。总体重减少与静息/运动时 PCWP 的减少更多相关。PCWP 的变化与直接测量的血浆容量也存在相关性，但这些相关性远弱于总体重观察到的相关性。

【研究结论】

达格列净治疗 24 周有利于降低 HFpEF 患者静息/运动时 PCWP，从而改善患者的基础血流动力学异常。达格列净能够降低 HFpEF 患者右心房压、肺动脉压、体重及血浆容量，且体重的变化与 PCWP 变化相关。这些发现为了解达格列净对 HFpEF 患者产生良好临床效果的潜在机制提供了新的见解。

【评论】

在本次 2023ACC 科学会议上公布的 CAMEO-DAPA 试验中，研究团队从血流动力学角度出发，探究了达格列净对 HFpEF 患者血流动力学改善的机制。研究结果显示，达格列净组 HFpEF 患者在经过 24 周的药物治疗后，静息 / 运动时 PCWP、肺动脉压、右心房压均显著降低，其中 PCWP 的改变与体重的变化密切相关，但与血浆体积关系较小，提示达格列净所产生的血流动力学的获益并非由过去我们常认为的利尿作用为主，而是以患者代谢改善所产生的影响为主。这一结果不仅使我们对达格列净的临床应用更有信心，也提示我们在未来的临床应用中更应强调长期坚持服用达格列净的重要性。

（中国医学科学院阜外医院　曹芳芳）

（五）2023ACC IMPLEMENT-HF 研究：
虚拟护理团队指导优化住院心力衰竭患者护理可获益

【研究背景及目的】

2023ACC 科学会议 /WCC 上公布的一项多中心试验表明，由虚拟护理团队指导的指南指导的药物治疗（GDMT）优化策略对心力衰竭住院患者的干预是安全的，心力衰竭住院患者在 GDMT 优化策略的干预下射血分数低的情况得到了改善。

本研究目的为优化 β 受体阻滞剂的使用；ACEI/ARB/ARNI 的使用；盐皮质激素受体拮抗剂的使用；SGLT-2 抑制剂的早期治疗方案。

【研究方法】

该研究将左心室射血分数 ≤ 40% 的患者随机分配到 2 组，其中虚拟护理团队指导策略干预 83 例患者，实施 107 次干预；常规护理干预 115 例患者，实施 145 次干预。患者均来自一个综合医疗保健服务系统的 3 个中心。患者的平均年龄为 69 岁，34% 为女性，14% 为黑种人，17% 为西班牙裔。

研究的有效性判定主要通过患者在住院期间的优化评分来评估（+2 次启动，+1 次剂量上调，−1 次剂量下调，−2 次中断，加所有类别）。虚拟护理团队组中的临床医生每天接受一次来自医师 – 药剂师团队的优化 GDMT 的建议，同时住院期间的安全性结果由独立临床事件委员会进行分析。

【研究结果】

与常规护理比较，虚拟护理团队策略的 GDMT 优化得分有所提高（调整后差异 +1.2；95% CI 0.7 ～ 1.8；$P <$ 0.001）。新启动 GDMT 的比率较高（44% vs 23%；P=0.001），强化 ≥ 1 分 GDMT 的比率为 50% vs 28%；P=0.001，转化为住院期间优化 GDMT 所需的干预次数为 5 次。干预组和对照组在裁定严重不良事件方面无显著性差异（结果分别为 21% 和 28%），研究过程中出现急性肾损伤、心动过缓、低血压和高钾血症的发生率相似（P=0.30）。

【研究结论】

研究结果说明：在综合医疗系统中的多所医院，虚拟护理团队指导策略可以改善 HFrEF 住院患者指南指导的药物治疗的实践。在大多数亚组分析中，包括非 HF 适应证住院治疗和 HFrEF 新发患者，虚拟护理团队指导策略的益处是一致的；西班牙裔和主要讲西班牙语的患者在研究中获益较少；虚拟护理团队指导的策略是安全的，没有发生过多不良事件。虚拟护理新模式 –IMPLEMENT-HF 指导住院患者的优势包括：①尽管有证据和临床实践指南的支持，但应用 HFrEF 的药物治疗实施仍存在不足；②无论入院指征是什么，患者住院治疗都可能代表其需要一个具有潜在吸引力的、更优化的治疗环境；③关于研究的排除标准，先前的 HF 实施试验通常排除了两类人群：因非心力衰竭原因入院的患者和新发 HFrEF 的患者。虚拟护理新模式 –IMPLEMENT-HF 指导心力衰竭住院患者的局限性主要集中在以下方面：①研究的结局终点是住院实施的结果；②虚拟护理团队指导策略对药物耐久性和临床结果的影响效果需要进一步研究；③研究过程中所采取的干预措施可能受提供者的影响造成结果偏倚。研究在不同的护理实体和单一的医疗保健服务系统中进行；需要外部验证来对其普遍性进行验证。

（首都医科大学附属北京安贞医院　李　响　刘　飞）

（六）2023ACC RAPID-HF 研究：频率适应性心房起搏治疗对射血分数保留的心力衰竭无明显获益

【研究背景及目的】

该项研究是明尼苏达州罗切斯特市梅奥诊所的 Barry A. Borlaug 博士在 2023 年 3 月 5 日于 2023ACC 上展示 RAPID-HF 的报告。同期研究报告在《美国医学会杂志》（*JAMA*）上发表。

本研究目的：RAPID-HF 是一项小型随机试验，主要观察对于心率反应受损的射血分数保留的心力衰竭患者，植入起搏器无法改善运动能力或生活质量。这一结果对基于共识的具有变时功能不全伴射血分数保留的心力衰竭（HFpEF）的治疗指南提出了挑战，尤其是对起搏治疗相关的并发症风险提出了新的研究方向。

【研究方法】

RAPID-HF 研究共随机入选了 29 例患者（女性占 45%），其射血分数 ≥ 40%，纽约心脏病协会心功能分级为 Ⅱ～Ⅲ 级，窦性心律，存在心率变时功能不全，无房室阻滞。使用 β 受体阻滞剂的患者继续按处方服用。所有患者均在单一大型三级中心植入双腔 Azure XT DR MRI SureScan（美敦力）起搏器，以房性节律适应性起搏或无起搏交替进行为期 4 周的试验。

【研究结果】

当起搏器设置为无起搏时，运动能力与运动时峰值心率相关。当设备设置为按需房性起搏时，在低强度和峰值运动时心率都会上升，但运动能力、心排血量、利钠肽或生活质量评分没有相关变化。通过几种不同方式测量的运动能力均未受到起搏器是否设置为起搏状态的影响。传统的峰值氧耗（VO_2）终点和无氧阈值时的氧耗（VO_2）主要终点均未发生显著变化。尽管心排血量未发生变化，但平均每搏量下降了 24ml（$P=0.02$）。共有 6 例患者（21%）发生了与起搏器或植入程序相关的并发症，包括需要引流的浆膜积液、1 例三尖瓣反流（考虑为起搏导线所致）、上肢深静脉血栓形成以及 3 例切口部位反应。报告指出：在起搏开启阶段，有 5 例患者出现胸痛或心悸，而在起搏关闭阶段，只有 1 例患者出现上述症状。并发症发生率"在临床上预期的范围内"，而胸痛增加的病例可能是由于起搏驱动下心率增加导致心肌氧需求增加而造成的，所以，起搏策略不仅无效，甚至可能有害，即在房性起搏状态下运动时的每搏量显著下降，尽管心率上升，但可能妨碍了心排血量的增加。

【研究结论】

研究人员总结说，考虑到与起搏器"明显相关"的并发症的发生率，该研究结果表明房性节律适应性起搏不能作为 HFpEF 伴变时功能不全（CI）的一种干预措施。这项发现并不意味着"完全否定"，但确实对起搏疗法在 HFpEF 患者中改善"主观或客观"运动耐量的前景提出了质疑。目前进行的另一项 myPACE 研究——因心动过缓接受起搏器治疗的 HFpEF 患者的试验表明，静息心率升高导致生活质量提高，利钠肽水平下降。所以应对使用起搏器治疗持"开放态度"，但 RAPID-HF 的结果不太支持大多数 HFpEF 患者应用起搏器作为临床有效治疗方法。两项研究共同表明，休息时心率升高让 HFpEF 患者感觉好转，但正常运动心率并不能改善耐力。这项"规模适中但执行良好的试验"可能对目前临床管理指南能够起到重要的参考作用。

（首都医科大学附属北京安贞医院　刘　飞　李　响）

五、心律失常研究进展

2023ACC PULSED-AF 研究：
脉冲场消融治疗心房颤动安全有效

【研究背景及目的】

射频（RF）导管消融在临床中干预房颤（AF）取得了一些显著的临床疗效，但仍有少部分患者得不到有效的治疗，同时 RF 干预可能存在安全性问题和其他限制条件。因此，寻找一项替代性心律失常消融技术是亟待解决的问题。一项前瞻性 PULSED-AF 研究发现脉冲场消融（PFA）用于肺静脉隔离（PVI）成功并安全消除了 300 例阵发性或持续性 AF 患者队列中约 80% 的房性心律失常。冷冻球囊和脉冲场消融（PFA）导管对 AF 的干预起重要的作用。

该试验获得了美国食品药品监督管理局的批准，目的是观察 PFA 对 AF 消融效果。

【研究方法】

PULSED-AF 试验选取北美、西欧、澳大利亚和日本的 41 个中心，招募了 383 例患有阵发性或持续性房颤的患者，所有患者均用了抗心律失常药物但并未治愈。排除（包括之前进行过房颤消融或左心房扩大的患者）以及不包括用于术者练习的患者。150 例阵发性房颤患者和 150 例持续性房颤患者接受了 PFA 进行 PVI，并进行了为期 12 个月的随访。300 例患者中有约 70% 是男性。主要疗效终点：无急性手术失败、房颤复发、重复消融、直流电复律、左心房外科手术或抗心律失常药物升级等。主要安全性终点：无膈神经损伤、食管损伤、肺静脉损伤或冠状动脉痉挛。

【研究结果】

在 90 天的术后空白期后，66.2% 的阵发性房颤患者达到了主要疗效终点，超过 50% 的疗效目标。对于持续性房颤患者，55.1% 达到了疗效终点，超过 40% 的疗效目标。

在 1 年时，69.5% 的阵发性房颤患者和 62.3% 的持续性房颤患者无任何复发性房性心律失常；79.7% 的阵发性房颤和 80.8% 的持续性房颤患者达到了无症状房性心律失常复发的临床成功终点。

两组房颤患者中只有 0.7% 的患者未达到主要安全性终点。

在两组房颤患者中，有 45 名患者在基线和 72 小时时接受了脑部 MRI 检查，其中两个不同类型的房颤患者均出现新的无症状病变。发病率"与其他消融形式一致，其中冷冻消融的发病率为 4% ~ 10%，射频消融的发病率为 0% ~ 19%"。

【评论】

本研究虽然未进行随机或对照，但 PFA 达到并超过了根据已发表的电生理学会 AF 消融标准预先定义的有效性和安全性性能目标。研究报告的不到 1% 的严重程序性和与设备相关的不良事件发生率"代表着全球导管消融试验中报告的最低并发症率。"应用 PFA 进行 PVI 时，通过将心肌靶点暴露于高梯度电场中产生消融损伤，导致非热电穿孔过程迅速使肌细胞膜"过度渗透"，进而诱导细胞凋亡性死亡。尽管 PFA 消融能量与 RF 消融或低温冷冻消融的热量截然不同，但大多数消融导管本身与过去使用的导管非常相似，如果 PULSED-AF 技术获得批准用于临床实践，操作者的学习曲线可能不会太长。

（首都医科大学附属北京安贞医院　李　响　刘　飞）

六、结构性心脏病研究进展

（一）2023ACC COPAT 试验 5 年随访研究：
MitraClip 行经导管二尖瓣缘对缘修复术可为
二尖瓣反流患者带来长期有效的临床获益

2023ACC 科学会议发布了一项瓣膜领域重要的 COPAT 试验 5 年随访研究结果：MitraClip™行经导管二尖瓣缘对缘修复（M-TEER）可有效降低中 – 重度 / 重度二尖瓣反流（MR）患者的心力衰竭所致住院和全因死亡率，且术后器械相关并发症发生率较低，因此 M-TEER 在保障有效性和安全性方面，可为患者带来显著获益。

【研究背景】

缺血性和非缺血性左心室心肌病导致心室扩张伴乳头肌顶侧脱位，影响收缩期二尖瓣瓣叶的接合，并继发二尖瓣反流。左心室功能不全患者出现重度二尖瓣反流往往预后不良，因心力衰竭引起的住院率增加，生存率降低。经导管二尖瓣缘对缘修复可使瓣叶重新对合，并减少二尖瓣反流。2018 年 COAPT 试验随访 2 年的初步结果证实 M-TEER 可通过夹合二叶瓣瓣叶的方式有效减少二尖瓣反流，患者的死亡率和心力衰竭住院率显著降低，且该治疗方式兼具一定的安全性和有效性，但其带来的临床获益是否能长期维持尚且未知。因此，该试验报道了 5 年随访结果。

【研究方法】

COAPT 研究是一项多中心、随机对照研究，入选美国和加拿大 78 个中心心力衰竭和中重度或重度继发性二尖瓣反流患者，患者1∶1 随机分为接受 M-TEER 治疗的研究组或单独药物治疗的对照组。所有患者分别在 30 天、6 个月、1 年、18 个月、2 年、3 年、

5 年时进行临床随访和超声心动图评估。完成 2 年随访后，对照组内所有仍符合初始入组标准的患者允许交叉至 M-TEER 组并进行 M-TEER 治疗。首要有效研究终点是 24 个月内的再住院率。研究者对之后 5 年内的心力衰竭、全因死亡、心力衰竭死亡或住院风险、安全性指标等进行随访。5 年随访研究共入选 614 例患者，研究组 302 例患者，对照组 312 例患者。

【研究结果】

研究组中，293 例患者（97.0%）接受了经导管二尖瓣缘对缘修复，287 例（95.0%）患者植入了 1 个或多个 MitraClip™，每例患者平均植入（1.7 ± 0.7）个 MitraClip™。研究组和对照组年龄无显著差异（71.7 岁 ± 11.8 岁 vs 72.8 岁 ± 10.5 岁），LVEF 无显著差异［（31.3 ± 9.1）% vs（31.3 ± 9.6）%］，STS 评分也无显著差异（7.8 ± 5.5 vs 8.5 ± 6.2）。

有效性终点方面：研究组心力衰竭再住院比例低于对照组（50.0% vs 60.7% $P < 0.05$），研究组再住院率显著低于对照组（33.1% vs 57.2%，$P < 0.01$）。研究组 5 年内全因死亡低于对照组（57.3% vs 67.2%，$P < 0.05$），5 年内全因死亡或再住院率，研究组为 73.6%，对照组为 91.5%。研究组中 NYHA 心功能 I 级或 II 级的患者比例较对照组更高。随访至 5 年时，研究组的平均存活和出院天数为（1123 ± 664.8）天，对照组为（894.8 ± 655.1）天。

安全性终点方面：5 年随访期间，免于器械相关并发症的患者比例为 89.2%，4 例患者（1.4%）发生了器械相关特异性安全事件，且均在术后 30 天内。

超声心动图评估方面：出院时接受超声心动图评估的 260 例患者中，214 例（82.3%）的二尖瓣反流程度降至 1+ 及以下，33 例（12.7%）为 2+，9 例（3.5%）为 3+，4 例（1.5%）为 4+。研究组的平均二尖瓣跨瓣压差较对照组更高，二尖瓣瓣口面积较对照组更小。

交叉分析结果方面：交叉到研究组的患者生存率及再住院率和初始接受 M-TEER 治疗患者生存率是接近的，并优于对照组，研究组和对照组 5 年死亡率曲线有接近的趋势。M-TEER 治疗可明显改善患者的 NYHA 心功能分级，5 年时研究组 NYHA I 级患者比例为 24.1%，对照组为 15.7%。对照组 66 例患者中接受 TEER 的患者中有 1 名（2%）为 NYHA IV 级，而另外 245 例未交叉到 TEER 治疗的对照组中，13.1% 患者 NYHA IV 级。

【研究结论】

COAPT 研究 5 年随访结果总体上是积极的，无论是死亡、再住院还是 NYAH 心功能分级方面，M-TEER 治疗可使患者获益更多。

【评论】

虽然 M-TEER 治疗可使患者获益更多，但需注意 5 年随访时，两组患者仍有不良结局发生，研究组中 73.6% 的患者出现死亡或心力衰竭再住院，对照组为 91.5%，两组的生存曲线后期有接近的趋势。这提示，M-TEER 手术可降低心力衰竭合并二尖瓣反流患者中短期死亡，但远期（5 年）时，由于患者心肌病变进展，患者死亡和再住院情况仍然会继续增加，后期需要继续加强患者心肌、心力衰竭方面的治疗，以进一步提高患者长期生存时间。

（山西省心血管病医院　杨　鹏　李　俐）

（二）2023ACC Evolut Low Risk 研究：对低手术风险患者而言 TAVR 优于外科主动脉瓣置换术

2023ACC 科学会议发布了 Evolut Low Risk 研究结果：为期 3 年的研究结果表明，与外科主动脉瓣置换术（surgical aortic valve replacement，SAVR）相比，接受经导管主动脉瓣置换术（transcatheter aortic valve replacement，TAVR）的低手术风险患者的全因死亡和致残性脑卒中发生率显著降低。

【研究背景】

TAVR 与 SAVR 是目前治疗重度主动脉瓣狭窄患者的方法。然而，大多数支持 TAVR 的长期数据来自中高危患者。对于低危的患者，

TAVR 与 SAVR 治疗之间的对比尚无较长随访时间的随机对照研究。

【研究方法】

Evolut Low Risk 研究是一项前瞻性、随机的多国临床研究，比较使用 CoreValve 的 TAVR 和 SAVR 治疗低危患者的安全性和有效性。患者在 2016 年 3 月至 2019 年 5 月期间接受 TAVR 或 SAVR。手术瓣膜类型由研究者决定，但不允许使用机械瓣膜。入组患者均有严重的主动脉瓣狭窄，瓣叶类型为三叶瓣，外科手术死亡风险较低（＜3%），且均符合 SAVR 和 TAVR 的标准。入组患者按 1：1 随机分为 TAVR 及 SAVR 组。主要终点事件包括 3 年全因死亡和致残性脑卒中发生率，其他终点包括经超声心动图评估的瓣膜性能表现，使用堪萨斯城心肌病调查问卷（The Kansas City Cardiomyopathy Questionnaire，KCCQ）和纽约心脏病协会（New York Heart Association，NYHA）心功能分级评估生活质量，随访 3 年的安全性事件，包括新发永久起搏器植入、人工瓣膜心内膜炎、人工瓣膜血栓形成和主动脉瓣相关再入院。

【研究结果】

1414 例需要进行主动脉瓣置换术的患者随机分为 TAVR（730 例）和 SAVR（684 例）；平均年龄为 74 岁，35.3% 为女性，TAVR 组的平均外科手术死亡风险为 2.0%，SAVR 为 1.9%。TAVR 组中位随访时间为 48.4 个月（38.9～52.3 个月），SAVR 中位随访时间为 48.1 个月（36.8～50.6 个月）。3 年随访的全因死亡或致残性脑卒中发生率，TAVR 组为 7.4%，SAVR 组为 10.4%（*HR* 0.70；95% *CI* 0.49～1.00；*P*=0.051）。TAVR 和 SAVR 的主要终点全因死亡或致残性脑卒中的 Kaplan–Meier 曲线差值随着时间的推移基本保持一致：第 1 年为 –1.8%；第 2 年为 –2.0%；第 3 年为 –2.9%。3 年随访的 TAVR 组全因死亡率为 6.3%，SAVR 组为 8.3%（*HR* 0.75；95% *CI* 0.51～1.12；*P*=0.16），TAVR 组致残性脑卒中发生率为 2.3%，SAVR 组为 3.4%（*HR* 0.65；95% *CI* 0.34～1.24；*P*=0.19）。全因死亡、致残性脑卒中或主动脉瓣相关再入院的复合终点在 TAVR 组为 13.2%，SAVR 组为 16.8%（*HR* 0.76；95% *CI* 0.58 ～ 1.00；*P*=0.050）。在 3 年随访期间，两组心肌梗死发生率较低（TAVR 3.4% vs SAVR2.3%；*HR* 1.46；95% *CI* 0.76 ～ 2.78；*P*=0.25）；接受 TAVR 的患者房颤发生率较低（13.1% vs 40.0%；*HR* 0.27；95% *CI* 0.22 ～ 0.35；*P* < 0.001），而永久起搏器植入在 TAVR 组更高（23.2% vs 9.1%；*HR* 2.81；95% *CI* 2.08 ～ 3.79；*P* < 0.001）。两组患者主动脉瓣再介入率相似（TAVR 1.0% vs SAVR 0.9%；*HR* 1.06；95% *CI* 0.36 ～ 3.15；*P*=0.92）。两组患者临床（TAVR 0.3% vs SAVR 0.2%；*P*=0.61）和亚临床（TAVR 0.4% vs SAVR 0.5%；*P*=0.91）瓣膜血栓发生率均较低。在术后 30 天至 3 年期间，共计 9 例患者再次行瓣膜置换治疗（4 例曾行 TAVR，5 例曾行 SAVR）。TAVR 组 4 例中，3 例因出现瓣叶撕裂，1 例因出现感染性心内膜炎，均再次行 SAVR 治疗。SAVR 组 5 例中，4 例因感染性心内膜炎或瓣膜血栓再次行 SAVR，1 例因外科瓣狭窄行瓣中瓣经导管主动脉瓣植入术（TAVI）。

随访 3 年时，TAVR 组患者的主动脉瓣平均跨瓣压差显著降低（TAVR 9.1mmHg vs SAVR 12.1mmHg；*P* < 0.001），且瓣膜开口面积更大（TAVR 2.2cm^2 vs SAVR 2.0cm^2；*P* < 0.001）。TAVR 患者中，出现中度及以上的人工瓣膜 - 患者不匹配的概率为 10.6%，在 SAVR 患者中为 25.1%（*P* < 0.001）。轻度瓣周漏发生率在 TAVR 中较高（20.3% vs 2.5%）。中度或重度瓣周漏的发生率无显著差异（TAVR 0.9% vs SAVR 0.2%；*P*=0.16）。在随访第 1 年至第 3 年期间，TAVR 组或 SAVR 组均未观察到瓣周漏增加的情况。

KCCQ 评分显示，接受 TAVR 的患者生活质量改善更快（30 天），两组患者生活质量在 1 ～ 3 年间均有所改善。3 年后，两组患者的 KCCQ 评分均较基线提高了约 20 分，这与生活质量的大幅改善相一致。随访 3 年时，72.7% 的 TAVR 患者和 68.1% 的 SAVR 患者的 NYHA 心功能分级至少提升了 1 个功能等级。

【研究结论】

为期 3 年的研究结果表明，与 SAVR 相比，TAVR 低危患者的全因死亡和致残性脑卒中发生率显著降低，TAVR 和 SAVR 的主要终点全因死亡或致残性脑卒中的 Kaplan-Meier 曲线差值随着时间的推移基本保持一致。TAVR 术后新植入起搏器的比例仍然较高，SAVR 术后新发心房颤动的频率更高。TAVR 患者在 3 年后仍然有更好的瓣膜血流动力学和非常低的瓣膜血栓发生率；中度或重度瓣周漏的发生率也很低，尽管轻度瓣旁反流在 TAVR 中较高。此外，两组患者的生活质量均得到了显著改善。

【评论】

Evolut Low Risk 的主要结果，表明随访 3 年时，与 SAVR 相比，TAVR 患者在全因死亡和致残性脑卒中方面具有持久的益处，全因死亡或致残性脑卒中风险比相对降低 30%。然而本研究也有其局限性，首先随访时间较短，血流动力学、瓣膜设计、新型起搏器和其他次要终点对长期疗效的潜在影响仍不清楚。此外，本研究未评估 TAVR 后冠状动脉介入的能力。

（山西省心血管病医院　梁晨笛　赵　茹）

（三）2023ACC TRILUMINATE 研究：经导管缘对缘修复术可减轻三尖瓣反流的严重程度并改善患者生活质量

TRILUMINATE Pivotal 研究是全球第一个评价经导管三尖瓣缘对缘修复（T-TEER）治疗重度三尖瓣反流（tricuspid regurgitation，TR）患者的有效性和安全性的多中心 RCT 研究。在 2023 年 3 月 4 日，2023ACC 科学会议公布了 TRILUMINATE Pivotal 的试验结果。试验显示，在 TR 患者中，与药物治疗相比，TEER（TriClip 装置）可安全有效地降低 TR 严重程度，改善生活质量，但在降低全因死亡或因心力衰竭住院方面没有显著获益。

【研究背景及目的】

TR 是一种常见的瓣膜性心脏病，重度 TR 患者常伴有呼吸短促、肝大、肾衰竭以及腹部、腿部、脚踝或足部积液等症状，严重影响患者的生存以及生活质量。随着老龄化进程的加剧，中／重度TR 发病率正逐年上升，单纯药物或外科手术治疗 TR 的效果有限。TRILUMINATE 研究是三尖瓣反流的第一个 RCT 研究，旨在评估 TriClip G4 系统行 T-TEER 的疗效。其研究结果显示 T-TEER 可有效降低 TR 的严重程度，明显改善患者的生活质量。

【研究方法】

本研究是一项针对严重 TR 患者经 T-TEER 的前瞻性和随机试验。该研究于 2019 年 8 月 21 日至 2021 年 9 月 29 日，纳入 350 例来自美国、欧洲、加拿大 65 个中心的症状性 TR 患者，并以 1 ∶ 1 比例分为接受 T-TEER（TEER 组）或药物治疗（对照组）。患者的主要纳入标准为纽约心脏协会（NYHA）心功能Ⅱ、Ⅲ或Ⅳa 级的重度 TR，肺动脉收缩压低于 70mmHg，正在接受稳定的（≥ 30 天）指南指导的心力衰竭药物治疗，没有其他需要介入或手术治疗的心血管疾病（如严重主动脉瓣狭窄或二尖瓣反流），合并中等及以上三尖瓣手术并发症风险。主要排除标准为有其他需要干预的瓣膜疾病、重度肺动脉高压、LVEF 低于 20%、解剖结构方面不适合行 T-TEER 的患者。临床随访时间为 30 天、6 个月和 12 个月。所有患者的随访内容包括症状评估、6 分钟步行试验和堪萨斯城心肌病调查问卷临床总结 KCCQ 评分。主要终点为全因死亡或三尖瓣手术、因心力衰竭住院以及 KCCQ 评分显示生活质量改善的复合终点。生活质量改善定义为 1 年随访中 KCCQ 评分增加≥ 15 分。次要终点包括三尖瓣反流在 30 天后降至中度或以下、无重大不良事件（心血管原因死亡、新发肾衰竭或因 TriClip 装置出现问题需要手术）、1 年内生活质量评分的变化、1 年内 6 分钟步行距离变化。

【研究结果】

在 350 例患者中，TEER 组和对照组各 175 例，其中 54.9% 为女性，两组平均年龄均为（78±7）岁、主要终点结果显示 TEER 组更具优势（OR=1.48；95% CI，1.06 ～ 2.13；P=0.02）。死亡、三尖瓣手术治疗以及因心力衰竭住院的发生率在两组间无显著统计学差异。TEER 组 KCCQ 生活质量评分平均变化为（12.3±1.8）分，而对照组为（0.6±1.8）分（$P < 0.001$）。30 天时，TEER 组中有 87.0% 患者 TR 降至中度及以下，而对照组中仅为 4.8%。TEER 组中 98.3% 患者在 30 天时未出现重大不良事件。TEER 组 1 年内 6 分钟步行距离的变化为（11.5±111.4）m，药物组为（−8.7±109.7）m。

【研究结论】

三尖瓣 TEER 治疗（TriClip 装置）可有效降低 TR 严重程度，在 1 年内显著改善了生活质量，且没有三尖瓣外科手术所带来的高风险。TR 严重程度降低与生活质量改善有关。然而，该试验也存在一些不足之处。首先，样本量相对较少，研究时间较短，仅为 1 年，并没有得到我们所期望的临床终点获益的直接证据。其次尽管 TEER 技术作为经导管瓣膜治疗的主要治疗措施，显示出生活质量的改善以及良好的安全性，但并未提供经导管三尖瓣治疗中瓣膜置换或者 TEER 技术更好的相关信息。再次，瓣膜置换较瓣膜修复在减少 TR 程度上更加彻底，那是否可以取得更好、更长久的临床获益，甚至降低右心重构、死亡率或心力衰竭再住院率等，也需要进一步研究证实。

（山西省心血管病医院　武志锋　吕雅萱）

（四）2023ACC UK Mini Mitral 研究：
微创和传统手术用于二尖瓣修复同样安全有效

UK Mini Mitral 试验评估了经胸腔镜引导下的微创右胸骨切开术或传统胸骨切开术用于二尖瓣修复（mitral valvuloplasty，MVR）的有效性和安全性。2023 年 3 月 5 日，ACC 科学会议发布的该研究结果表明，术后 3 个月，两组患者的身体恢复情况无显著差异。另外，本研究表明，当两种手术均由外科专家进行时，微创和传统手术同样安全有效。

【研究背景及目的】

二尖瓣反流（mitral regurgitation，MR）是二尖瓣最常见的心脏瓣膜疾病。MR 发生在瓣膜未完全关闭时，此时血液可再次流回左心房。严重 MR 可导致受影响的心室扩大，引起胸痛、头晕、疲劳和呼吸短促等症状，并可能使患者出现严重的并发症，如血栓、心力衰竭、脑卒中和肺高血压。目前可通过经胸腔镜引导下的微创右胸骨切开术或传统胸骨切开术进行 MVR 手术，但尚无大型随机试验直接比较这两种技术。UK Mini Mitral 为首次将传统开胸手术与微创手术进行对比的随机试验，旨在评估经胸腔镜引导下的微创右胸骨切开术与传统胸骨切开术相比用于 MVR 的有效性和安全性。

【研究方法】

UK Mini Mitral 为前瞻性、多中心、随机对照试验，在英国的 10 个中心纳入了 330 例患者，受试者 1 ：1 随机分配至传统开胸术组和微创治疗组。患者均为严重退行性二尖瓣反流（DMR）的成人患者，符合且需要进行 MVR 治疗。手术由 28 名经验丰富的外科医生进行。研究的主要终点为术后 12 周的身体功能改善情况。在研究中，通过 36 条目简明量表（SF-36v2）的变化来衡量其与回归正常活动的相关性，采用腕带式加速计监测评估患者的身体功能。

【研究结果】

最终 309 例患者接受了 MVR 治疗。患者平均年龄为 67 岁，30% 为女性。根据 MR 病因，96% 的患者为 Carpentier 分型 2 型。在研究中，微创 MVR 的修复率为 96%，与传统胸骨切开术组相似。超声心动图显示，术后 12 周无发生严重 MR 者，但有 12 例患者（3.8%）出现了中度 MR。两组患者在身体功能和恢复正常活动水平的主要终点方面无显著差异。然而，在第 6 周时，微创组患者的身体功能已恢复至术前水平，传统胸骨切开术组患者并未恢复。手腕佩戴的设备显示，在第 6 周时，微创组患者进行中等到剧烈强度的身体活动，如散步、跑步和骑自行车等运动时间多于传统胸骨切开术组。微创组患者的睡眠质量也更好。微创组的住院天数中位数为 5 天，而胸骨切开术为 6 天（P=0.003），33.1% 的微创组患者在手术后 4 天内出院，而传统胸骨切开术患者仅为 15.3%（$P < 0.001$）。微创组在

术后 30 天（微创组 23.6 天 vs 胸骨切开术组 22.4 天，*P*=0.03）和 90 天（微创组 82.7 天 vs 心胸骨切开组 80.5 天，*P*=0.03）出院的存活天数也略有增加。12 周时，在死亡率、脑卒中、心肌梗死或肾损伤、重症监护室住院时间或需要超过 48 小时的机械通气方面两组患者无显著差异。与 4 例胸骨切开患者相比，1 例微创组患者因出血事件需要进行二次手术。1 年后的两组患者的死亡率、心力衰竭住院率、再次二尖瓣手术、脑卒中在内的不良事件和生活质量无显著差异，且两组中 92% 以上的患者无瓣膜泄漏或轻度瓣膜泄漏。

【研究结论】

腔镜辅助下微创二尖瓣手术与传统开胸术一样安全有效，6 周时，微创治疗组患者身体功能恢复更好，中等强度体力活动和睡眠质量更高。微创手术组术后住院时间更短，早期出院的可能性是传统开胸的 2 倍多，30 天和 90 天时出院后生存天数更多，生活质量评分在各时间节点也均略微优于传统手术。值得注意的是，研究人员将对本研究的参与者进行持续 5 年的随访（主要结果、临床和超声心动图结果），以明确两组患者的长期结局差异。另外，研究存在一定的局限性。首先，研究并非双盲试验。另外，该研究结果可能并不适用于在经验较少的中心或由经验欠佳的外科医生进行二尖瓣修复手术的患者。

（山西省心血管病医院　韩学斌　吕雅萱）

（五）2023 ACC STS/ACC TVT 注册队列研究：经导管缘对缘二尖瓣修复治疗退行性二尖瓣反流的安全性和有效性

STS/ACC TVT 注册队列自 2012 年 6 月启动，截至 2022 年收集美国全国范围内接受经导管二尖瓣介入治疗的患者逾 6 万例。在此次美国心脏病学会科学会议（2023ACC）最新临床试验（LBCT）专场，洛杉矶 Cedars-Sinai 医学中心 Raj R. MakkarJ 教授公布了 STS/ACC TVT 注册队列研究中退行性二尖瓣反流（DMR）患者经导管缘对缘修复（TEER）治疗的有效性和安全性结果。

【研究背景及目的】

TEER 目前已被美国食品药品监督管理局（FDA）批准用于手术风险高的 DMR 患者。但真实世界中，TEER 在 DMR 的结局尚不清楚。

STS/ACC TVT 是美国胸外科医师协会与美国心脏病经导管瓣膜治疗学会共同启动的一项长期队列研究，旨在前瞻性收集由 FDA 批准的经导管主动脉瓣和二尖瓣介入治疗手术和早期结局的真实世界循证证据，从而全面综合地提供相关治疗器械获批后临床应用的效果，加深对瓣膜疾病管理的认识。

【研究方法】

本研究筛选了 2014 年 1 月 1 日至 2022 年 6 月 30 日在美国全国范围内使用 MitraClip 装置进行 TEER 治疗的患者 60 883 例，剔除曾接受外科手术或经导管手术修复二尖瓣及继发性 MR 患者，最终纳入中 – 重度以上单纯 DMR 且接受 TEER 治疗的患者 19 088 例（平均年龄 82 岁，女性占 49%，手术后 30 天内死亡的中位风险为 4.6%）。

主要研究终点：MR 成功，定义为修复后二尖瓣残余反流量达中度以下且不伴有跨瓣压差 ≥ 10mmHg 的严重狭窄。

次要研究终点：住院期间、30 天、1 年的临床事件，包括死亡、心力衰竭再住院治疗、二尖瓣再次介入治疗；基于二尖瓣残余反流程度和跨瓣压差分层后死亡和心力衰竭再入院的发生率。

【研究结果】

主要研究终点方面，术后即刻、出院时、30 天二尖瓣手术成功率分别为 95.2%，93.0% 和 89.0%。年化手术成功率自 2014 年 81.5% 开始逐年上升，2022 年达到 92.2%。

次要研究终点方面，住院期间患者死亡率 1.1%，脑卒中或一过性脑缺血发作等事件发生率不足 1%。术后 30 天死亡率 2.7%，心力衰竭再住院率为 2.6%，脑卒中或一过性脑缺血发作发生率为 1.4%。术后 1 年时，手术成功与手术失败患者相比，死亡率（14.0% vs 26.7%；*HR* 0.49；95%*CI* 0.42 ～ 0.56；*P* < 0.001）、心力衰竭再住

院率（8.4% vs 16.9%；*HR* 0.47；95%*CI* 0.41 ～ 0.54；*P* ＜ 0.001）、二尖瓣再介入治疗率（2.1% vs 13.5%；*HR* 0.15；95%*CI* 0.12 ～ 0.19；*P* ＜ 0.001）均显著降低。在手术成功的患者中，残余轻度反流者相比于中度反流者，术后 1 年死亡率（12.3% vs 18.0%，*P* ＜ 0.001）和心力衰竭再住院率（7.3% vs 10.8%，*P* ＜ 0.001）进一步降低。

在此基础上，研究者进一步将手术成功组分为无二尖瓣狭窄（跨瓣压差≤ 5mmHg）和轻 – 中度狭窄（跨瓣压差 5 ～ 10mmHg）。分层后，轻度反流且无狭窄患者术后 1 年死亡率仅 11.4%，心力衰竭再住院率 6.2%；轻度反流伴轻 – 中度狭窄患者术后 1 年死亡率 16.4%，心力衰竭再住院率 12.3%；中度反流且无狭窄患者术后 1 年死亡率 17.0%，心力衰竭再住院率 9.4%；中度反流伴轻 – 中度狭窄患者死亡率达到 20.8%，心力衰竭再住院率 14.8%。

研究的局限性：现场报告的数据没有超声心动图中心实验室或临床事件的独立裁定；超声心动图和临床随访不完整；缺乏手术或药物治疗组作为对照组；随访时间限于 1 年。

【研究结论】

STS/ACC TVT 队列研究有力地论证了 TEER 治疗 DMR 的安全性和有效性，尽管高龄（平均 82 岁）且合并基础疾病较多（手术后 30 天内死亡的中位风险 4.6%），但安全性非常好；89% 的患者达到成功修复；与手术失败患者相比，手术成功患者在 1 年内死亡率、心力衰竭再住院率和二尖瓣再介入治疗率均较低。

（衡水市人民医院心血管内科　宋俊迎）

七、其他研究进展

（一）2023ACC LIVE-HCM 研究：剧烈运动
对于肥厚型心肌病患者是安全的

LIVE-HCM 研究是一项对有临床支持的或遗传性肥厚型心肌病患者的前瞻性研究。当地时间 2023 年 3 月 6 日，在 2023 年美国心脏病学会科学会议（2023ACC）最新临床研究专场上，耶鲁大学医学院 Rachel Lampert 博士公布了 LIVE-HCM 研究结果。该研究表明：在 3 年随访中，与适度运动或不运动的 HCM 患者相比，剧烈运动的 HCM 患者的严重心脏事件发生率未增加，并提出肥厚型心肌病（HCM）患者不需被建议避免剧烈运动或避免提高日常活动强度。

【研究背景】

传统上，为了避免加重 HCM 患者室性心律失常或猝死的风险，临床医生建议 HCM 患者避免进行强烈运动，包括娱乐或竞技运动。运动医学专家、密歇根大学健康中心的 Eugene H. Chung 博士曾表示剧烈运动似乎不会增加 HCM 患者发生重大心脏事件的风险，在之前发表的 RESET-HCM 试验中，接受 4 个月中度高强度运动训练的 HCM 患者改善了心血管功能，同时心律失常风险并没有增加；并且在随访期间基本上没有真正的严重心脏事件发生。因此 RESET-HCM 研究表明适度的活动似乎是合理的，现在 LIVE-HCM 研究似乎表明对于 HCM 患者来说剧烈运动也是非常合理的。

【研究方法】

LIVE-HCM 研究在北美、英国、澳大利亚和新西兰的 42 个中心招募了 1660 例年龄在 8 ～ 60 岁的参与者，其中 42% 为女性，包括 1534 例 HCM 临床患者和 126 例 HCM 基因变异但无左心室肥大的患者。根据明尼苏达休闲时间活动问卷中的定义，1660 例参与者自报其运动水平，约 42% 被归类为剧烈运动［每年超过 6 个代谢当量（METs），运动时间超过 60 小时］、43% 的参与者为适度运动（每年 4 ～ 6 个 METs，运动时间超过 60 小时），16% 被归类为不运动（不符合剧烈或适度运动标准）。研究主要针对剧烈锻炼与非剧烈锻炼进行比较，即将适度运动组和不运动组组合在一起，所有事件进行了盲目评定。

研究的主要终点为猝死、心搏骤停、植入式心脏除颤器（ICD）治疗的室性心律失常和可能的心律失常性晕厥的复合终点。任何有运动限制的临床疾病，如晚期心力衰竭，都被排除在外。

【研究结果】

在非剧烈运动组（961 例参与者）中，主要终点事件率为每年 15.3/1000 人，在剧烈运动（699 名参与者）中，主要终点事件率为每年 15.9/1000 人，两组的主要终点事件率的组成部分也相似。值得注意的是，两组中大约有相同比例的患者有植入式心脏除颤器且所有终点事件都发生在临床 HCM 患者中。在 699 例剧烈运动组的患者中，259 例是在竞争性运动的背景下进行的，440 例是在非竞争性背景下剧烈运动，他们的终点事件率分别为 13.1/1000 人和 17.6/1000 人。

研究表明，在剧烈运动组和非剧烈运动组中，3 年内临床主要终点风险无显著差别；在剧烈运动组中，参与或不参与高强度竞技运动的患者的风险也无显著差别。复合终点事件在整个研究参与者中发生率低于 5%。

【评论】

关于 HCM 和运动的医患讨论话题可能正在发生变化，话题中心不再是避免高强度活动，而是更多地关注运动的益处。LIVE-HCM 研究传达的信息是每个 HCM 患者都可以运动，且无论是何水平运动强度，风险都是相对较低的。对运动方式的思考可能会使 HCM 患者获得运动相关的长期益处。在 LIVE-HCM 研究中，参与者并不是随机选择的样本，他们大多数在医疗中心接受了 HCM 经验丰富的医生管理，其中约 75% 的临床 HCM 患者，甚至有 1/3 的 HCM 基因变异但无左心室肥大的患者被建议不要锻炼。运动限制对 HCM 患者来说可能会影响其生活质量，但 LIVE-HCM 的研究结果对 HCM 患者的运动来说是具有解放性的，并且该研究也强调，HCM 患者需要接受经验丰富的医生管理，以确定合适的治疗方法并提供个体化的运动建议。

（首都医科大学附属北京安贞医院　王喜福　连　想）

（二）2023ACC NUDGE-FLU 研究：
使用电子邮件推送信息可提高流感疫苗接种率

【研究背景】

美国 2023 年心脏病学会科学会议（ACC）／世界心脏病大会（WCC）上，一个最新临床试验会议公布的一项"利用丹麦政府电子信函系统普遍增加流感疫苗接种率（NUDGE-FLU）"的试验研究发现：在 2022—2023 年流感季节期间针对丹麦老年人的全国性研究表明，与常规护理相比，使用一封强调流感疫苗对心血管潜在益处的信和一封重复提醒信能够增加老年人流感疫苗的接种率。研究者为丹麦哥本哈根大学医院的 Niklas Dyrby Johansen 医师，研究成果分为 2 部分，主要研究结果发表在《柳叶刀》杂志上，亚组分析结果发表在《循环》杂志上。

NUDGE-FLU 是一项前所未有的全国范围内进行的，务实的，基于注册的集群随机实施试验，旨在通过电子推送来增加流感疫苗接种率。

【研究方法】

研究人员选取 964 870 例 65 岁及以上的个人（或在 2023 年 1 月 15 日前年满 65 岁），这些纳入人群生活在丹麦的 691 820 户家庭中。研究排除了生活在养老院或免于政府用于官方通信的强制性电子信件系统的人。

这些家庭被随机分配到 9 个不同的行为科学方法组，以鼓励流感疫苗接种，每组 1000 人。常规护理组；常规护理＋强调流感严重性的信息；常规护理＋强调接种流感疫苗益处的信息；常规护理＋强调接种流感疫苗益处和流感严重性的信息；常规护理＋强调接种流感疫苗益处和流感严重性的信息＋鼓励接种疫苗的社交影响；常规护理＋强调接种流感疫苗益处和流感严重性的信息＋鼓励接种疫苗的社交影响＋接种疫苗后的奖励；常规护理＋强调接种流感疫苗益处和流感严重性的信息＋鼓励接种疫苗的社交影响＋接种疫苗后的奖励＋对未接种疫苗的惩罚；常规护理＋强调接种流感疫苗益处和流感严重性的信息＋鼓励接种疫苗的社交影响＋接种疫苗后的奖励＋对未接种疫苗的惩罚＋明确提出目标完成时间；常规护理＋强调接种流感疫苗益处和流感严重性的信息＋鼓励接种疫苗的社交影响＋接种疫苗后的奖励＋对未接种疫苗的惩罚＋明确提出目标完成时间＋额外鼓励的个性化短信。

电子信函于 2022 年 9 月 16 日发出，于 2022 年 9 月 17 日至 9 月 21 日期间收到了丹麦卫生局（常规护理）通过相同电子信函系统发送的疫苗接种鼓励信息信函。研究的主要结局终点为 2023 年 1 月 1 日或之前接种疫苗。

【研究结果】

纳入人群的平均年龄为 73.8 岁，其中 51.5% 为女性，27.4% 患有慢性心血管病。心血管益处框架策略组和常规护理组之间的流感疫苗接种率存在显著差异（81.00% vs 80.12%；差值为 0.89 个百分点；$P < 0.0001$），重复提醒组和常规护理组之间的流感疫苗接种率也存在显著差异（80.85% vs 80.12%；差值为 0.73 个百分点；$P=0.0006$）。这两种策略在主要亚组中均提高了疫苗接种率。心血管益处框架信函在未接种上一流感季疫苗的参与者中特别有效。其他 7 种信函策略并未增加流感疫苗接种率。

CVD 亚组结果显示：在 NUDGE-FLU 试验中，对 65 岁及以上患者进行了预先指定的亚组分析，重点关注了 CVD 患者。Daniel Modin MB 及其同事报告称，在请求的时间内，83.1% 的 CVD 患者与

79.2% 无 CVD 患者接种了流感疫苗（$P < 0.0001$）。

【研究结论】

研究者认为强调流感疫苗接种对心血管潜在益处或重复提醒的两种策略，在所有主要 CVD 亚组中均有效（缺血性心脏病、肺源性心脏病、心力衰竭、心房颤动、脑血管疾病、动脉粥样硬化性 CVD、栓塞或血栓性疾病以及先天性心脏病）。

尽管指南推荐力度很大，但"高风险心血管疾病患者的流感疫苗接种率仍然不理想"，Morin 及其同事写道，这可能是由于"患者和提供者对潜在临床益处了解不足，对疫苗安全性的担忧及其他形式的疫苗犹豫"。他们认为"在疫苗可用之前，选择具有数字行为知识的策略进行干预可能会增加心血管疾病患者的流感疫苗接种率"。

（首都医科大学附属北京安贞医院　李　响　刘　飞）

（三）2023ACC STELLAR Ⅲ期临床研究：
Sotatercept——肺动脉高压患者降压药物治疗的新选择

2023 年 ACC 科学会议发布了 STELLAR Ⅲ期临床试验结果：Sotatercept 可显著改善肺动脉高压（PAH）患者的 6 分钟步行距离，且在血流动力学、疾病生物标志物等多方面均取得了较安慰剂更好的预后结果。

【研究背景】

肺动脉高压（PAH）是一种进行性疾病，可导致肺血管重塑和肺血管阻力（PVR）升高。与以往所有 PAH 的治疗药物不同，Sotatercept 是一种激活素信号抑制剂，是 First-in-class 激活素受体 ⅡA-Fc 型（ActRIIA Fc）融合蛋白，可选择性结合 TGF-β 家族配体，恢复肺动脉壁和右心室重构相关的促增殖和抗增殖信号通路之间的平衡，起到抑制细胞增殖、逆转血管重构和畅通血管的效果。PULSAR Ⅱ期试验证实 Sotatercept 可降低 PVR，且效果维持 18 个月以上。

【研究方法】

STELLAR 是一项多中心、随机、双盲、Ⅲ期临床试验，旨在评估 Sotatercept 在 WHO 心功能分级为Ⅱ级或Ⅲ级的成人 PAH 患者中的临床效果。PAH 患者在靶向药物治疗基础上，以 1∶1 的比例随机分为 Sotatercept（起始剂量 0.3mg/kg，目标剂量 0.7mg/kg，每周 3 次）组和安慰剂组。163 例患者进行了 Sotatercept 治疗，160 例患者进行了安慰剂治疗。研究的主要终点是第 24 周时患者的 6 分钟步行距离（6MWD）较基线的变化。次要终点包括多组分改善的患者比例、PVR、NT-proBNP、WHO 心功能改善、临床恶化或死亡的时间、法国风险评分、PAH-SYMPACT 评分（身体影响、心肺症状和认知 / 情绪影响）的改善。

【研究结果】

第 24 周时，Sotatercept 组患者的 6MWD 较基线的中值变化为 34.4m（95% CI 33.0 ～ 35.5），对照组则为 1.0m（95% CI −0.3 ～ 3.5）。与对照组相比，Sotatercept 组患者的 6MWD 平均显著提升 40.8m（95% CI 27.5 ～ 54.1，$P < 0.001$）。与安慰剂组相比，Sotatercept 可显著改善前 8 个次要终点，而 PAH-SYMPACT 认知 / 情绪影响领域未显著改善。Sotatercept 组患者不良事件的发生率较安慰剂组更高，包括鼻出血、头晕、毛细血管扩张、血红蛋白水平升高、血小板减少和血压升高。

【研究结论】

在接受靶向药物治疗的 PAH 患者中联合使用 Sotatercept 可显著提高患者运动能力，患者获益更大。

【评论】

值得注意的是，本研究是在高比例三联靶向药物和输注前列环素背景治疗上进行的，在此基础上 Sotatercept 仍能显著改善 PVR 和 6MWD 等重要指标，使心肺功能得到显著改善，且仅 32.7 周随访就可以观察到患者死亡 / 临床恶化风险显著降低。这表明 Sotatercept 具有潜在逆转肺血管重构的作用，相较于以往扩张肺血管的药物表现出更好的疗效，有望变革肺动脉高压治疗格局。虽然服用 Sotatercept 出现了一些不良反应，但这些不良反应在参加试验的患者中并不严重，长期不良反应尚需长时间的随访研究加以证实。

（山西省心血管病医院　武志锋　李　俐）

2023ESC 公布的 5 大类重要临床研究及 5 部新指南概况

首都医科大学附属北京安贞医院　李艳芳

2023 年欧洲心脏病学会科学会议（ESC）于 8 月 25 日～ 8 月 28 日在荷兰首都阿姆斯特丹以线上 + 线下相结合的方式隆重召开。本届 ESC 聚焦心力衰竭，公布了 5 大类重要临床研究及 5 部最新的临床实践指南，还有 9 场热线会议公布了 30 项研究成果，16 场新近完成的临床研究专场公布了 79 项临床试验。在此对 5 大类重要临床研究及 5 部最新的临床实践指南进行概述。

1. GLP-1 受体激动剂继续谱写新篇章　已知胰高血糖素样肽 –1（GLP–1）激动剂可以降低糖尿病患者的心血管事件，并诱导肥胖患者的体重显著下降。本届 ESC 科学会议上，诺和诺德宣布了治疗糖尿病以及具有卓越减肥功效的药物司美格鲁肽（Semaglutide）在 SELECT 试验中主要的心血管研究结果。司美格鲁肽为新型长效胰高血糖素样肽 –1（GLP–1）受体激动剂，能够促进胰岛素分泌、减缓胃排空、增加饱腹感、减少食欲、减少糖类的摄取和吸收进而达到控制血糖及减重的作用。试验共入选 17 604 例参试者，体重指数（BMI）$\geqslant 27kg/m^2$，年龄 $\geqslant 45$ 岁。研究的主要终点为首次发生主要不良心血管事件（MACE）的复合终点，包括心源性脑猝死、非致死性心肌梗死或非致死性脑卒中。在长达 5 年的随访时间内，相比安慰剂，司美格鲁肽降低了患者 20% 的 MACE 风险，其阳性结果令人鼓舞。

2023ESC 的第一场热线会议首先公布了 STEP HFpEF 随机对照临床试验（RCT），该试验在射血分数保留的心力衰竭合并肥胖患者中比较了司美格鲁肽与安慰剂的临床效果。该研究共入选了 529 例 HFpEF（左心室射血分数≥ 45%）、BMI ≥ 30kg/m²、纽约心功能分级Ⅱ～Ⅳ级和堪萨斯城心肌病调查问卷临床评分（KCCQ-CSS）＜ 90 分的参试者，按 1 ∶ 1 随机分配到每周一次皮下注射司美格鲁肽 2.4mg 组或安慰剂组。研究进行 52 周，设有双重主要终点，即减轻体重和改善生活质量。次要终点包括心力衰竭死亡及住院。该试验达到了主要终点和次要终点设定的所有标准。从基线到第 52 周，司美格鲁肽组的 KCCQ-CSS 平均变化为 16.6 分，安慰剂组为 8.7 分（$P <$ 0.001）；司美格鲁肽组体重减轻 13.3%，安慰剂组为 2.6%（$P <$ 0.001）。次要终点，司美格鲁肽组 6 分钟步行距离（6MWD）平均增加为 21.5 米（m），安慰剂组为 1.2 米（m）（$P < 0.001$）。NT-proBNP 在司美格鲁肽组和安慰剂组分别降低 20.9% 和 5.3%（$P <$ 0.001），hs-CRP 降低幅度分别为 43.5% 和 7.3%（$P < 0.001$）。安全性：司美格鲁肽组和安慰剂组分别有 35 例（13.3%）和 71 例（26.7%）受试者报告了严重不良事件（SAE）（$P < 0.001$），说明司美格鲁肽具有优良的安全性。司美格鲁肽满足了人们希望通过改变生活方式，在不减缓肠道食物运输的情况下，实现减轻体重的愿望。

2. 心房颤动（AF）筛查并非稳操胜券　当前，AF 筛查成为主要挑战。过去，当患者心律失常发作时间较长时，在标准心电图上可检测到房颤，通常会伴随症状。在房颤患者中，服用华法林和新型口服抗凝剂是有益的，因为短暂而频发的房颤与高的脑卒中风险相关。

NOAH-AFNET 6 研究是一项事件驱动、双盲、双模拟的随机临床试验，共入选了 2536 例年龄在 65 岁或 65 岁以上的患者，通过植入式心脏电子设备记录这些患者心房高频率发作心律失常（AHREs）。AHREs 是一种心室率≥ 175 次 / 分，持续≥ 6 分钟的短暂心房快速搏动，类似心房颤动。入选患者按 1 ∶ 1 的比例被随机分配接受艾多沙班或安慰剂治疗。主要终点是心血管死亡、脑卒中或体循环栓塞，在事件分析中进行评估，安全性结果是任何原因的死亡或大出血。

入选者平均年龄为 78 岁，其中 37.4% 为女性，AHREs 发作的中位持续时间为 2.8 小时。基于安全问题和对艾多沙班疗效的独立、非正式评估结果，试验提前终止，中位随访 21 个月，在试验终止时，已完成计划注册。因为 AHREs 期间记录的心电活动类似房颤，一些临床医生已经对存在 AHREs 的患者启动口服抗凝治疗，特别是那些有脑卒中临床危险因素或 AHREs 持续时间超过 24 小时的患者。由于 AHREs 类似房颤，因此成为抗凝治疗的一个指征。但根据首次针对该人群的随机试验结果，这些患者不需要抗凝治疗。抗凝药不是"免费的午餐"，有很大出血风险，除非患者有心电图显示的临床房颤，否则在开具抗凝药处方时需要特别谨慎。但 ARTESIA 试验的首席研究员、加拿大汉密尔顿麦克马斯特大学的医学博士 Stuart Connolly 提出了不同的观点，他认为 NOAH-AFNET 6 试验结果不应该改变目前的抗凝做法，因为这项试验未能充分解决患者临床抗凝决策的关键问题，因此对脑卒中的主要终点缺乏推动力。关键的问题是抗凝治疗能否减少这些患者的脑卒中，要回答这个问题，临床试验需要入选较多的脑卒中患者，而这项试验入选的脑卒中患者较少，而且试验早已停止，脑卒中患者太少，无法正确回答这一关键问题。如何治疗 AHREs 可能会成为当今电生理界最大的挑战。

3. 心脏的治疗设备因随机对照试验（RCT）结果面临升级换代　当前，房颤筛查是电生理学的首要主题，避免心力衰竭的心脏起搏是紧随其后的主题。将标准起搏器"升级"是心力衰竭心脏再同步化治疗（CRT）中一个常见的，但研究数据不足的重要问题。

左心室收缩功能障碍的患者，近 30% 都是由右心室心尖部起搏导致心肌收缩非同步化，进而诱发心力衰竭住院或其他不良临床事件。本届大会公布的 BUDAPEST CRT 升级试验是首个针对间歇性或永久性右心室（RV）起搏、射血分数降低的心力衰竭（HFrEF）患者进行疗效和安全性评估的临床试验。该研究入选了来自 17 个中心的 360 例患者，对入组前至少 6 个月使用起搏器（PM）或植入 ICD、左心室射血分数降低（LVEF ≤ 35%）、症状性心力衰竭且 RV 起搏率＞20% 的患者按 3：2 的比例随机分配至 CRT-D 组或 ICD 组。6 个月的随访结果显示，CRT-D 组与 ICD 组全因死亡与心力衰竭住院发生率分别为 6.1%、25.8%（$P < 0.001$）；12 个月的随访结果显示，CRT-D 组与 ICD 组发生心力衰竭住院和全因死亡复合终点事件的比例分别为 10.2%、31.7%（$P < 0.001$）。但两组全因死亡率整体较低，无统计学差异（$P=0.062$）。已有的 MADIT-CRT 试验表明，在符合条件的宽 QRS 患者中植入 ICD，最好使用 CRT-D 而不是标准 ICD。CRT-D 和 ICD 研究中的 360 例患者的数据表明，在 HFrEF 且有显著右心室起搏负担，并伴有宽节奏 QRS 波群的患者中，采用 CRT-D 可减少患者心力衰竭住院、全因死亡、降低反向重塑不足的结局及室速 / 室颤（VT/VF）事件的发生率。

4. 心肌梗死时的完全血运重建 2019 年发表的 COMPLETE 试验结果表明，在 ST 段抬高型心肌梗死（STEMI）和多支血管病变患者中，完全血运重建策略优于仅对罪犯血管实现血运重建的策略。COMPLETE 试验入选的患者大多数为男性，平均年龄 62 岁，几乎没有合并症。

本届 ESC 公布的 FIRE 试验比较了 75 岁以上患者的完全血运重建策略与仅罪犯血管血运重建策略。心肌梗死（MI）合并多支血管病变（MVD）时完全血运重建的益处已在年轻患者中得到证实，但对于并发症风险较高的老年患者来说，完全血运重建的益处如何还没有完整答案，FIRE 试验将要回答的正是临床关心的这一问题。FIRE 试验入选的患者包括 STEMI 和非 STEMI 患者，研究者评价了 MI 合并 MVD 的老年患者，基于冠状动脉生理学评估的完全血运重建策略是否优于仅对罪犯血管（IRA）进行血运重建的策略。研究结论：对于年龄≥ 75 岁的 MI 合并 MVD 的老年患者，相较于仅处理梗死相关动脉（IRA）的血运重建策略，生理学评估指导下的完全血运重建降低了死亡、心肌梗死、脑卒中或缺血驱动血运重建的复合风险达 27%，心血管死亡或者心肌梗死事件相对风险降低了 36%。因此，对于 MI 合并 MVD 的老年患者，应常规进行生理学评估指导下的完全血运重建。

ST 段抬高型心肌梗死（STEMI）中，约 50% 的患者存在多支冠状动脉病变，与心肌梗死复发和死亡风险增加相关。MULTISTARS AMI 试验比较了即时完全血运重建策略与随后分阶段完全血运重建策略的优劣。该试验入选了来自欧洲 37 个中心的 840 例患者，平均年龄 65 岁，其中，418 例患者在手术期间接受非罪犯血管病变即刻 PCI，422 例患者在成功行首次 PCI 后 19 ～ 45 天进行非罪犯血管病变分期 PCI。结果表明，在减少 STEMI 合并多血管冠状动脉病变患者的死亡和缺血事件方面，即时多支血管 PCI 不劣于分期多支血管 PCI。

5. 脉冲电场消融的 RCT　心房颤动是住院治疗患者中最常见的心脏病之一。心房颤动的发病率处于日趋增长阶段。

破坏心房组织以减少房颤的新技术被称为脉冲电场消融（PFA）。PFA 通过传递电能在细胞膜中产生孔隙来破坏心房肌细胞，因此，被认为更安全。此治疗方法的亮点是只选择心脏细胞，因而限制了对食管和膈神经的损伤。然而，PFA 的早期注册数据并没有表现出整体安全性与标准热消融技术有大的不同。PFA 在美国没有被批准应用，但在欧洲已广泛使用。这是一项将 PFA 与传统热消融（射频或冷冻）进行比较的非劣效性随机对照试验。主要终点包括急性手术成功和消融期后无房颤。该研究表明，脉冲场消融（PFA）治疗阵发性心房颤动的安全性与有效性，并不逊于传统热消融。

6. 5 部新指南　2023ESC 公布了 5 部新指南，包括《2023 重点更新 2021ESC 急性和慢性心力衰竭诊断和治疗指南》《2023ESC 急性冠脉综合征管理指南》《2023ESC 心肌病管理指南》《2023ESC 糖尿病患者心血管疾病管理指南》《2023ESC 心内膜炎管理指南》。

（1）2023 重点更新 2021ESC 急性和慢性心力衰竭诊断和治疗指南：本指南将最新的循证治疗纳入管理建议，目的在于改善心力衰竭患者的预后。慢性心力衰竭是指心脏无法恢复原有的心脏泵血功能。急性心力衰竭危及生命，需要紧急救治，其可能是心力衰竭的首发表现，但更常见于慢性心力衰竭的急性恶化。在 2021 年版指南中，由于缺乏亚组试验证据，没有提出在慢性心力衰竭、射血分数轻度降低的心力衰竭（HFmrEF）和射血分数保留的心力衰竭（HFpEF）患者中使用钠 – 葡萄糖共转运蛋白 –2（SGLT–2）抑制剂的建议。随着近年来循证医学证据的增加，此次重点更新推荐在 HFmrEF 和 HFpEF 患者中使用 SGLT–2 抑制剂（达格列净或恩格列净），以降低心力衰竭住院或心血管死亡的风险。

重点更新强调在随访期间，需特别注意循环系统充血的症状和体征、血压、心率、NT–proBNP 血浆水平、钾离子浓度和估算的肾小球滤过率（eGFR）。

合并症的重点更新中为预防慢性肾病合并 2 型糖尿病患者的心力衰竭提出了两项建议。根据 DAPA–CKD 和 EMPA–KINDY 试验的结果，以及 4 项试验的荟萃分析，建议如下。第一，重点更新推荐 SGLT–2 抑制剂用于慢性肾病合并 2 型糖尿病患者，以降低心力衰竭住院或心血管死亡的风险；第二，重点更新推荐盐皮质激素受体拮抗剂（MRA）非奈利酮用于 2 型糖尿病合并慢性肾病患者的治疗，以降低心力衰竭的住院风险。合并症的第二个重点更新还建议对缺铁的射血分数降低的心力衰竭（HFrEF）或 HFmrEF 患者进行静脉补铁，以改善症状和生活质量，降低心力衰竭的住院风险。

（2）2023ESC 急性冠脉综合征管理指南：新指南强调根据初次诊断 ACS 时 12 导联心电图的特征，尽快将疑似 ACS 的患者分为 ST 段抬高型心肌梗死（STEMI）和非 –ST 段抬高型 ACS（NSTE–ACS），以便实施相应的治疗路径。在 ACS 的筛查上，新指南提出，心电图和高敏肌钙蛋白检测未能明确诊断的疑似 ACS 患者，心脏冠状动脉 CT 血管造影（CCTA）仍具有应用价值。

1）规范抗栓治疗

A. 抗血小板和抗凝治疗：新指南推荐，如果 ACS 患者停止 DAPT，接受 CABG，则建议在术后恢复 DAPT，并至少用药 12 个月。出血高危的老年 ACS 患者，$P2Y_{12}$ 受体拮抗剂应考虑选择氯吡格雷。

B. 抗栓治疗的替代方案：推荐患者服用 DAPT 3 ～ 6 个月后无事件发生而且缺血风险不高，可考虑单药抗血小板治疗，优选 P2Y$_{12}$ 受体拮抗剂。P2Y$_{12}$ 受体拮抗剂单药治疗可作为阿司匹林单药治疗的长期替代方案。

2）介入治疗实现血运重建：经皮冠状动脉介入治疗（PCI）的目的是经心导管技术疏通狭窄或闭塞的冠状动脉管腔，进而改善心肌的血流灌注。对于自发性冠状动脉夹层，PCI 仅推荐用于有持续心肌缺血症状和体征，存在大面积心肌缺血风险和血流明显减少的患者。对 STEMI 和极高危的 NSTE-ACS，应立即实施介入治疗策略。对于 NSTE-ACS 患者，建议住院介入治疗，对高危 NSTE-ACS 患者，应考虑早期介入治疗（＜ 24 小时）。如果 STEMI 患者不能及时（自诊断起 120 分钟内）进行 pPCI，无禁忌证的患者应在出现症状后 12 小时内做溶栓治疗。对于血流动力学稳定、复杂多血管病变的 STEMI 患者，首次 PCI 时应同时考虑非梗死相关动脉（non-IRA）的血运重建。对于血流动力学不稳定者则建议优先处理主要病变，择期实现完全血运重建。

3）ACS 并发症的管理：急性心肌梗死后，左心室血栓的发生率因治疗手段的进步而下降，但在前壁 STEMI 的患者中仍然比较常见。新指南推荐，可使用对比剂超声心动图以提高血栓的图像质量。对于超声心动图图像不清晰或高风险的左心室血栓患者，可进行 CMR 检查。

4）合并肿瘤的 ACS 患者：合并肿瘤的 ACS 患者的诊断应遵循与无肿瘤患者相同的原则。由于肿瘤患者出血风险较高，抗栓治疗应优先考虑 P2Y$_{12}$ 受体拮抗剂氯吡格雷而非阿司匹林，但需关注经 CYP450 代谢药物之间的交互作用。

新指南建议，只要患者预期存活时间超过 6 个月；或患者在不稳定状态下，无论其预后如何，都应推荐侵入性治疗。

（3）2023ESC 心肌病管理指南：病因学是治疗心肌病患者的基础，对形态和功能表型进行仔细、系统的描述是诊断过程中至关重要的第一步。有必要结合详细的个人和家族史、临床检查、心电图和实验室检查，进行多模态成像以确定心脏表型（形态和功能）特征，包括非缺血性心肌瘢痕检测的组织特征。心脏磁共振成像（CMR）的组织特征在每种主要心肌病表型诊断、监测疾病进展和风险分层上均有一定的价值。DPD/PYP/HMDP 骨示踪剂闪烁显像或 SPECT 是诊断甲状腺素蛋白淀粉样变性（ATTR）相关性心脏淀粉样变性的金标准。CMR 和（或）病理检查中出现非缺血性心室瘢痕或脂肪替代，可伴或不伴心室扩张和（或）收缩功能障碍，可作为诊断心肌病的唯一线索，其预后意义因病因而异。

出生第 1 年以后，儿童期心肌病的遗传原因与成人相似。因此，应将儿科心肌病的治疗适当向成人心肌病过渡。应对心肌病患者进行基因检测。缓解症状、识别和预防疾病相关并发症（包括 SCD、心力衰竭和脑卒中）是治疗所有心肌病的基石。对于接受最佳药物治疗后仍有症状的肥厚型心肌病（HCM）和左心室流出道梗阻（LVOTO）患者，应考虑使用心肌酶抑制剂（Mavacamten）。经过验证的 SCD 风险预测工具（HCM Risk-SCD 和 HCM Risk-Kids）是 HCM 患者预防猝死的第一步。对于扩张型心肌病（DCM）和非扩张型心肌病（NDLVC）患者，即使 LVEF > 35%，也应考虑为某些遗传类型的患者植入 ICD。

妊娠期可安全地使用 β 受体阻滞剂治疗心律失常，但在妊娠期使用新药前应检查其安全性数据。

所有年龄段的健康成年人和已知患有心脏病的人都应进行中等强度运动，每周至少 150 分钟，所有心肌病患者均应进行个体化风险评估，以制订运动处方。基因型阳性 / 表型阴性或心肌病表型轻微，无症状或无任何危险因素的患者可以参加竞技运动。对于一些 HCM、致心律失常性右心室心肌病（ARVC）和 NDLVC 的高危患者，应避免进行高强度运动和竞技体育。

对于心律失常或有心力衰竭并发症以及严重左心室缺血的高危基因型或相关因素的患者，在接受择期神经传导研究（NCS）之前应转诊，进行特定的检查。

（4）2023ESC 糖尿病患者心血管疾病管理指南：空腹或随机血糖升高、糖化血红蛋白（HbA1c）升高或 OGTT 异常都可用于诊断糖尿病。未确诊的糖尿病很常见，尤其心血管疾病患者。因此，推荐使用 HbA1c 和（或）空腹血糖对包括心力衰竭在内的所有 CVD 患者进行糖尿病筛查。

所有糖尿病患者都应评估是否存在动脉粥样硬化性心血管疾病（ASCVD）和严重靶器官损害（TOD）。对于无症状 ASCVD 或严重TOD 的 T2DM 患者，应通过 SCORE2-Diabetes 计算 10 年 CVD 风险。戒烟，运动锻炼，控制饮食，减轻体重（伴或不伴心血管疾病的肥胖症和 T2DM），补充橄榄油和（或）坚果的地中海饮食可显著降低CVD 患者主要心血管事件的发生率，改善临床结局。

严格血糖控制的同时应避免低血糖的发生。

与基线 HbA1c 或其他降糖药物无关，选用 SGLT-2 抑制剂和GLP-1 受体激动剂可减少患 ASCVD 和（或）严重 TOD 的 T2DM 患者的心血管事件。

需个体化制订高血压患者的降压目标。优化降压治疗可降低微血管和大血管并发症的风险。控制血压通常需要联合用药，包括RAS 抑制剂和 CCB 或利尿剂。建议将双联疗法作为一线治疗。所有患糖尿病的高血压患者，无论接受何种抗高血压治疗，都应在家中自我监测血压。

他汀类药物仍然是降低低密度脂蛋白胆固醇（LDL-C）水平的一线治疗方法，除他汀类药物外，可联合使用 Ezetimibe 和 PCSK9 抑制剂（尚未达到治疗目标）或单独使用（对他汀类药物不耐受），目的是实现 LDL-C 达标，改善心血管结局。

抗血小板药物是预防糖尿病患者心血管事件的基石。鉴于 ACS后糖尿病患者的心血管疾病风险较高，以及氯吡格雷的生物活性相对较差，应避免缩短 DAPT 疗程或缩减为仅用氯吡格雷，还应避免以血小板功能监测指导降阶梯治疗。

与无糖尿病的心力衰竭患者相比，合并糖尿病的心力衰竭患者预后更差。因此，建议在原有心力衰竭金三角治疗的基础上加用 SGLT-2 抑制剂作为射血分数降低的心力衰竭（HFrEF）和糖尿病患者的基础治疗。恩格列净和达格列净均可降低心力衰竭患者的心血管死亡或心力衰竭住院的复合终点，而沙格列汀和吡格列酮会增加糖尿病合并心力衰竭患者的住院风险。

对于年龄 ≥ 65 岁的糖尿病患者，建议通过触诊脉搏（或使用可穿戴设备）和年龄 ≥ 75 岁时的系统心电图进行心房颤动（AF）的机会性筛查。AF 应经 ECG 确诊。考虑到年龄 < 65 岁的糖尿病患者的 AF 风险和可能相关的缺血性脑卒中风险，建议通过脉搏测量或 ECG 对 AF 进行机会性筛查。

糖尿病患者应定期筛查 CKD，或通过评估 eGFR 和 UACR 对 CKD 进行分期。某些 ACE-I/ARBs、SGLT-2 抑制剂和非奈利酮可降低 T2DM 和 CKD 患者的肾衰竭及 CVD 风险。

（5）2023ESC 心内膜炎管理指南：感染性心内膜炎（IE）诊断的主要标准包括血培养阳性，影像学检查发现瓣膜和瓣周 / 假体周围解剖和代谢病变。次要标准已更新为多次栓塞性血管病变，无症状的瓣膜和瓣周 / 假体周围解剖和代谢病变。仅通过造影检查发现的无症状病变。指南有明确的诊断流程来确诊自体瓣膜心内膜炎（NVE）、人工瓣膜心内膜炎（PVE）和右侧 IE。

成功治疗 IE 需要靠抗生素来根除微生物。手术有助于清除感染物质和引流脓肿。PVE 的抗生素治疗时间（≥ 6 周）应长于 NVE（2 ～ 6 周）。对于 NVE 和 PVE，治疗持续时间均以有效抗生素治疗的第一天（初始血培养阳性的情况下转阴）为基础，而不是以手术当天为基础。

IE 的抗生素治疗分两个阶段进行。第一阶段：2 周院内静脉注射治疗。如有必要，应进行心脏手术，清除受感染的异物，引流心脏和心外脓肿。第二阶段：可选择在门诊行肠外或口服抗生素的方案完成抗生素治疗，最长用药时间 6 周。

对葡萄球菌性 NVE 不推荐使用氨基糖苷类抗生素，因为其临床疗效尚未证实。由其他微生物引起的 IE，如果需要使用氨基糖苷类抗生素，建议每日单次给药，以减少肾毒性。

利福平仅适用于有异物的 IE，如 PVE，应在有效抗生素治疗 3 ～ 5 天后使用。如果需要使用达托霉素，必须大剂量（10mg/kg，每日 1 次）给药，并与第二种抗生素如 β 内酰胺类或磷霉素（对 β 内酰胺类药物过敏时）联合使用，以提高其活性并避免耐药性的产生。

只有当经食管超声心动图（TOE）显示没有局部进展和并发症（如严重的瓣膜功能障碍）时，才能开始门诊肠外抗生素（OPAT）。在 OPAT 方案中，患者尽可能继续应用急性期使用的抗生素。

急性 IE 接受手术治疗有 3 个主要原因，即心力衰竭、感染未得到控制和预防化脓性栓塞。

IE 的急性期手术通常在 3 ～ 5 天完成，但有些急诊病例需要在 24 小时内完成，与术前抗生素治疗时间的长短无关。

本届 ESC 公布的多项临床试验结果和 5 部临床指南，对全球从基础到临床心血管事业的创新、发展将会起到重要的推动作用。

一、冠心病研究进展

（一）2023ESC BIOFLOW-DAPT 研究：
可降解聚合物涂层药物支架用于高出血风险患者
不劣于永久聚合物涂层药物支架

在接受 PCI 的患者中，有超过 1/3 的患者因合并高出血风险而常被排除在支架试验以外，临床故而缺乏不同支架在此类患者中的有效性与安全性对比结果。此类患者选择何种支架最为合适，成为困扰介入医生的重要问题之一。2023 年 ESC 期间，M. Valgimigli 教授详细分享了 BIOFLOW-DAPT 试验 1 年随访结果，并指出，对于 PCI 后拟接受 1 个月双联抗血小板治疗（DAPT）的高出血风险（HBR）患者，在干预时可考虑选择可降解聚合物涂层西罗莫司洗脱支架。

【研究背景】

随机和非随机试验表明，对于高出血风险（HBR）患者，与延长治疗时间相比，PCI 后 DAPT 1 个月可减少出血，同时不影响安全性。然而，不同支架类型在 PCI 后缩短 DAPT 持续时间的 HBR 患者中有效性与安全性对比结果有限。

【研究方法】

BIOFLOW-DAPT 试验是一项国际、随机、开放研究，于 2020 年 2 月 24 日至 2021 年 9 月 20 日在 18 个国家的 52 个介入心脏中心进行开展，研究纳入因急性或慢性冠脉综合征而具有 PCI 临床指征且满足一项或多项高出血风险标准的患者，随机分配至接受可降解聚合物涂层西罗莫司洗脱支架或永久聚合物涂层佐他莫司洗脱支架治疗后，接受 1 个月双联抗血小板治疗。主要终点为 1 年时心源性死亡、心肌梗死或支架内血栓的复合终点，以单侧 α=5%、绝对界值 4.1% 为检验标准判断非劣效性。

【研究结果】

研究最终纳入 1948 例高出血风险患者，其中可降解聚合物涂层西罗莫司洗脱支架 969 例，永久聚合物涂层佐他莫司洗脱支架组 979 例。80% 以上的患者经桡动脉入路完成手术，前降支是最常治疗的血管。大多数患者属复杂病变，超过 1/3 的患者存在中度至重度钙化；30% 以上的患者接受分叉病变治疗。大多数患者接受单支血管介入治疗，平均支架总长度 37mm。可降解聚合物涂层西罗莫司洗脱支架组无患者交叉接受佐他莫司洗脱支架植入；永久聚合物涂层佐他莫司洗脱支架组患者有 3 例交叉接受可降解聚合物涂层西罗莫司支架植入。可降解聚合物涂层西罗莫司洗脱支架组中的 1350 例病变中，有 1305 个病变（96.7%）成功完成支架植入；而在永久聚合物涂层佐他莫司洗脱支架组中的 1336 个病变中则有 1306 个病变（97.6%）。

两组患者停止 DAPT 的时间相似。30 天时，769 例（82.3%）可降解聚合物涂层西罗莫司洗脱支架组患者与 807 例（84.0%）永久聚合物涂层佐他莫司洗脱支架组患者规范化接受 DAPT；6 个月时，可降解聚合物涂层西罗莫司洗脱支架组 912 例患者中有 42 名（4.6%）、永久聚合物涂层佐他莫司洗脱支架组 928 例患者中有 36 名（3.9%）接受 DAPT；1 年时，两组分别有 24 例（24/594，4.0%）和 22 例（22/604，3.6%）接受 DAPT。1 年时单一抗血小板药物治疗包括阿司匹林或 $P2Y_{12}$ 抑制剂，其中 594 例可降解聚合物涂层西罗莫司洗脱支架组中有 247 例（41.6%）、604 例永久聚合物涂层佐他莫司洗脱支架组中有 253 例（41.9%）接受阿司匹林治疗；另外，两组中分别还有 194 例（32.6%）及 204 例（33.8%）患者接受 $P2Y_{12}$ 抑制剂治疗。

主要终点：1 年时，可降解聚合物涂层西罗莫司洗脱支架组中有 33 例患者（3.6%）发生主要终点事件，而永久聚合物涂层佐他莫司洗脱支架组中则有 32 例患者（3.4%）［风险差异，0.2%；单侧 97.5% 置信区间（*CI*）上限为 2.1；非劣效性 *P* < 0.0001］。在单侧水平 0.05 与单侧水平 0.025 的符合方案分析中确认了非劣效性（风

险差异, 0.4%; 单侧 95% CI 上限为 2.0, $P < 0.0001$; 单侧 97.5%CI 上限为 2.3; 非劣效性 $P < 0.0001$)。

次要终点: 1 年时, 可降解聚合物涂层西罗莫司洗脱支架组中有 39 名患者 (4.2%) 发生靶病变失败, 而永久聚合物涂层佐他莫司洗脱支架组中则有 45 名患者(4.8%)。全因死亡(分别为 4.5% 和 3.9%)、心肌梗死 (1.2% 和 1.1%)、明确或可能的支架血栓 (0.8% 和 0.5%)、脑卒中 (1.0% 和 0.7%) 以及靶血管 (2.4% 和 3.1%) 或病变 (1.6% 和 2.1%) 驱动的血运重建发生率无显著差异。

可降解聚合物涂层西罗莫司洗脱支架组中有 150 例 (16.1%) 发生出血事件, 32 例 (3.5%) 患者发生符合 BARC 3 ~ 5 型的出血事件。永久聚合物涂层佐他莫司洗脱支架组中则有 124 例 (13.0%) 发生出血事件, 36 名 (3.8%) 患者发生符合 BARC 3 ~ 5 型的出血事件。

【研究结论】

在高出血风险的 PCI 患者中, 从心源性死亡、心肌梗死或支架内血栓发生率的复合终点来看, 植入可降解聚合物涂层西罗莫司洗脱支架后行 30 天 DAPT 的策略不劣于使用永久聚合物涂层佐他莫司支架。

【评论】

这是表明对于 PCI 术后行 1 个月 DAPT 的高出血风险患者使用可降解聚合物涂层西罗莫司洗脱支架与永久聚合物涂层佐他莫司洗脱支架临床结果无显著差异的第一项试验。研究显示, 在 30 天的 Landmark 分析中, 可降解聚合物涂层西罗莫司洗脱支架组患者与永久聚合物涂层佐他莫司洗脱支架组患者 1 年时主要及次要终点无显著差异, 且可降解聚合物涂层西罗莫司洗脱支架组 31 天至 1 年内的靶血管失败率较低。与 Onyx ONE 试验数据相比, 1 年时终点事件的发生率低于预期。另外, 本试验中因急性心肌梗死就诊患者比例较先前试验中更低, 这可能进一步解释了本试验中患者心源性死亡与支架血栓形成率较低的原因。

(中国医学科学院阜外医院　曹芳芳)

（二）2023ESC ECLS-SHOCK 研究：
心肌梗死性心源性休克患者的体外生命支持

体外生命支持（ECLS）在心源性休克的治疗中得到越来越多的应用，尽管目前尚无证据表明 ECLS 对死亡率的影响。ECLS-SHOCK 研究显示，与常规治疗方法相比，早期使用 ECMO 的心源性休克患者 30 天的生存率没有优势。此外，体外膜氧合（ECMO）的患者中重度出血和血管并发症的风险急剧增加。

ECLS-SHOCK 研究是一项国际、多中心、随机、对照、开放标签研究，目的是在 AMI 合并心源性休克患者中比较 PCI 或冠状动脉旁路移植术（CABG）行早期血运重建以及最佳药物治疗的基础上加用 ECLS 治疗或无 ECLS 的临床结果。

【研究方法】

将计划早期血运重建的急性心肌梗死合并心源性休克患者随机分为早期 ECLS 加常规内科治疗组（ECLS 组）和单纯常规内科治疗组（对照组）。主要结果是在 30 天内死于任何原因。安全性结果包括出血、脑卒中和需要介入或手术治疗的外周血管并发症。

【研究结果】

共 420 例患者进行了随机对照，417 例患者进入最终分析。30 天时，ECLS 组 209 例患者中有 100 例（47.8%）死于任何原因，而对照组 208 例患者中有 102 例（49.0%）死亡（相对风险度 0.98；95% 置信区间 0.80 ～ 1.19；P=0.81）。ECLS 组机械通气持续时间中位数为 7 天（四分位距 4 ～ 12 天），对照组为 5 天（四分位距 3 ～ 9 天）（中位数差值 1 天；95% 置信区间 0 ～ 2 天）。发生中、重度出血的安全性：ECLS 组为 23.4%，对照组为 9.6%（相对风险度 2.44；95% CI 1.50 ～ 3.95），需介入治疗的周围血管并发症发生率分别为 11.0% 和 3.8%（相对风险度 2.86；95% CI 1.31 ～ 6.25）。

【研究结论】

在急性心肌梗死合并心源性休克并计划早期血运重建的患者中，接受 ECLS 治疗的患者在 30 天的随访期内死于任何原因的风险并不低于单纯接受药物治疗的患者。

【评论】

本研究仍存在一定的局限性。由于 ECLS 的使用可能会增加出血及外周血管并发症的风险，ECLS 也会增加左室后负荷，此类事件的发生将对患者的预后产生不良影响，可能在一定程度上削弱 ECLS 的有益作用，故后续需要临床试验证实此类处理及不良事件的发生是否影响 ECLS 的疗效。此外，非双盲试验将在一定程度上使医师和患者产生主观偏差。ECLS 作为一项昂贵的有创治疗方式，现有证据并未显示其在 AMI 合并心源性休克治疗中的优势，故仍需要进行亚组分析，探索在 AMI 合并心源性休克患者中受益于 ECLS 的人群。

纽约大学医学院的 Bangalore 评论：鉴于 ECMO 增加后负荷，这对心肌梗死的患者在生理上是有害的，人们想知道使用左心室减负荷治疗的结果是否会有所不同。Bargalore 指出，尽管排除了任何接受心肺复苏超过 45 分钟的患者，但约 78% 的患者经历了一定程度的心肺复苏，这可能会使研究更具推广性，但也更难显示 ECMO 的好处，"尽管做出了英勇的努力，但这一部分患者的总体预后是黯淡的。"

（中国医学科学院阜外医院　曹芳芳）

（三）2023ESC FIRE 研究：老年急性心肌梗死患者冠脉生理学指导下的完全血运重建可获益

2023ESC 科学会议公布的 FIRE 随机对照研究结果表明，经过 1 年的随访，在合并多支血管病变的老年急性心肌梗死患者中，与仅对罪犯血管进行血运重建相比，完全血运重建治疗策略有更好的临床获益。

【研究背景】

高龄心肌梗死（急性 ST 段抬高型和非 ST 段抬高型）患者多预后不良，尤其是患者存在多支血管病变（MVD）时。既往研究表明，在年轻心肌梗死患者，提倡进行完全血运重建治疗策略，但目前尚无证据表明该治疗策略是否可使高龄患者获益。FIRE 研究旨在探讨完全血运重建是否适用于高龄心肌梗死患者。

【研究方法】

FIRE 试验是一项前瞻性、随机、国际、多中心、开放标签的研究，采用盲法对结果进行评估。该研究的计算样本量为 1400 例患者。纳入 75 岁及以上、心肌梗死（STE 或 NSTE）、冠状动脉造影证实 MVD 及有明确罪犯血管的患者，被随机分配到仅对罪犯血管进行血运重建组或在生理学指导下进行完全血运重建组。主要终点为包括全因死亡、心肌梗死、脑卒中和 1 年内血运重建在内的复合终点，关键的次要终点是心血管死亡和心肌梗死复合终点事件。随访期间会对生活质量和身体状态进行评估。

【研究结果】

共有 1445 例患者接受了随机分组（720 例进行完全血运重建，725 例只对罪犯血管进行血运重建）。患者的中位年龄为 80 岁（四分位数间距为 77 ～ 84 岁），女性 528 例（36.5%），ST 段抬高型心肌梗死 509 例（35.2%），完全血运重建组 113 例（15.7%）发生主要终点事件，罪犯血管血运重建组 152 例（21.0%）发生主要终点事件（HR 0.73；95% CI 0.57 ～ 0.93；$P=0.01$）。完全血运重建组 64 例（8.9%）发生次要终点事件，罪犯血管血运重建组 98 例（13.5%）发生次要终点事件（HR 0.64；95% CI 0.47 ～ 0.88）。两组患者的复合安全性终点无显著统计学差异（22.5% vs 20.4%；$P=0.37$）。

【研究结论】

在 75 岁及以上心肌梗死合并多支血管病变的患者中，与单纯罪犯血管血运重建的患者相比，生理学指导下完全血运重建的患者复合终点事件（死亡、心肌梗死、脑卒中和 1 年内缺血相关血运重建）的发生率更低。

该研究有一定的局限性，研究仅纳入选择侵入性治疗策略的高龄患者，未纳入选择药物保守治疗的患者，因此存在一定的选择偏倚。该研究纳入的人群有时合并 CTO 病变，可能为该研究的混杂因素。由于老年人群的复杂性，老年人可能合并多种疾病，身体状态不完全相同，因此该研究暂时无法推广至所有的高龄老年人群，个体化评估对患者是否能够获益至关重要。

（唐山市工人医院　高夏青）

（四）2023ESC FLOWER MI 3 年随访结果：
FFR 指导 STEMI 非罪犯病变 PCI 未能表现出优势

FLOWER MI 研究是一项前瞻性、多中心、开放标签的随机对照试验，该研究试图证实在合并多支血管病变（MVD）的 ST 段抬高型心肌梗死（STEMI）患者中，血流储备分数（FFR）指导的完全血运重建术在降低主要不良心血管事件（MACE）方面优于冠状动脉造影指导的 PCI。该研究随访 1 年结果表明，FFR 指导的 PCI 相较于冠状动脉造影指导的 PCI 并未降低 1 年 MACE 风险，而且从成本 – 效益和成本 – 效用上讲，更支持冠状动脉造影指导的 PCI。2023ESC 上，法国巴黎西岱大学公布了 FLOWER MI 研究的 3 年随访结果。结果显示，对于 STEMI 合并 MVD 非罪犯病变，相较于传统造影指导下的 PCI 策略，FFR 指导下的选择性血运重建策略未能表现出优势。

【研究背景及目的】

急性 STEMI 常伴有多支病变，狭窄程度较重的非罪犯病变仍存在导致心肌缺血可能，因此对于管腔直径狭窄程度 > 50% 的非罪犯病变，临床多采取择期或即刻介入治疗，即实现完全血运重建。在过去的 10 年里，几项随机试验表明，STEMI 合并 MVD 患者完全血运重建可以改善临床结果。FLOWER MI 1 年随访结果表明，在治疗非梗死相关动脉病变方面，FFR 指导的策略在降低 MACE 方面并不优于血管造影术指导的策略。本试验的延长阶段是使用相同的主要结果指标来确定在更长的随访中是否会观察到结果的差异。

本研究的目的是探究 FFR 指导下的 STEMI 非罪犯病变的血运重建策略是否优于单纯冠状动脉造影指导的策略。

【研究方法】

该研究纳入年龄 ≥ 18 岁、罪犯血管已成功行 PCI 并且至少有一处非罪犯血管狭窄 ≥ 50% 且需 PCI 治疗的 STEMI 患者，在出院前对非罪犯血管按 1 ∶ 1 比例随机接受 FFR 指导的 PCI 或冠状动脉造影指导的 PCI。FFR 指导非罪犯血管血运重建的标准是 FFR ≤ 0.80。最终 1171 例 STEMI 患者入组，其中造影指导组 581 例，FFR 指导组 590 例。MACE 包括全因死亡、急性心肌梗死、非计划的紧急血运重建。

【研究结果】

1 年的随访结果显示：两组的主要心血管不良事件发生率均较低，造影指导组 MACE 发生率 4.2%，FFR 指导组 MACE 发生率 5.5%，两组比较无统计学差异。3 年的随访结果显示：造影指导组 MACE 发生率 7.6%，FFR 指导组 MACE 发生率 8.9%，两组相比较依然无统计学差异。3 年后，FFR 指导组 498 例患者中有 52 例和造影指导组 502 例患者中的 44 例发生了 MACE ［风险比（HR）1.19；95% 置信区间（CI）0.79 ~ 1.77；$P=0.4$］。FFR 指导组的 22 名和造影指导组的 23 例患者死亡（HR 0.96；95% CI 0.53 ~ 1.71）；FFR 指导组和造影指导组分别有 23 例和 14 例非致命性 MI（HR 1.63；95% CI 0.84 ~ 3.16）；计划外住院紧急血运重建分别为 21 例和 18 例患者（HR 1.15；95% CI 0.61 ~ 2.16）。

【研究结论】

尽管试验中的事件发生率低于预期，但在接受完全血运重建的

STEMI 患者中，在死亡、MI 或长达 3 年的紧急血运重建风险方面，FFR 指导的血运重建策略比血管造影指导的策略并没有显著获益。

【评论】

目前国内外指南均积极推荐 STEMI 合并多支血管病变的完全血运重建策略。本研究表明在患有 MVD 的 STEMI 患者中，在治疗非梗死相关血管方面，FFR 指导的策略并不优于冠状动脉造影指导的策略。但是，本研究结果与同期发表的其他大型临床试验结果并不完全一致，如 FRAME AMI 研究认为在急性心肌梗死合并多支血管病变患者中，相较于单纯根据冠状动脉造影指导的非梗死相关血管病变 PCI，根据 FFR 检测结果而有目的地选择非梗死相关血管病变（FFR ≤ 0.80）进行 PCI 术治疗，可显著降低死亡、心肌梗死或再次血运重建的风险。未来 STEMI 合并多支血管病变血运重建策略仍需更多、更加深入的研究去探索。

（首都医科大学附属北京安贞医院　师树田　王　梅

航空总医院　于　娟）

（五）2023ESC GUIDE-DES 研究：定量冠状动脉造影指导药物洗脱支架植入不劣于血管内超声指导

GUIDE-DES 试验是一项多中心、非劣效性随机对照试验，比较了接受 DES 植入的患者应用定量冠状动脉造影（QCA）指导药物洗脱支架 PCI 和血管内超声（IVUS）指导 PCI。2023ESC 公布了 GUIDE-DES 试验研究结果。

【研究背景及目的】

先前的研究表明，与血管造影指导的 PCI 相比，IVUS 指导的 PCI 的结果有所改善，但 IVUS 的应用率仍然很低。作者假设，基于血管造影术的 PCI 受到视觉估计血管大小的限制，以及较低的后扩张率，导致支架扩张不足和较差的临床结果。该试验使用了调整后的 QCA 以及强制的后扩张，以试图克服血管造影术指导 PCI

的局限性。

【研究方法】

本研究共纳入 1528 例急性或者慢性冠脉综合征的易于行 PCI 的患者，要求病变狭窄程度＞70% 或者在 50%～69% 同时合并有缺血的证据。其中 763 例患者入选 QCA 指导，765 例患者入选 IVUS 指导。有典型胸痛或心肌缺血证据且冠状动脉严重狭窄、直径狭窄≥70% 或 50%～69% 且有客观缺血证据可接受 PCI 干预的患者有资格纳入研究。1528 例急性或者慢性冠脉综合征患者被 1∶1 随机分配到 QCA 引导的 DES 植入或 IVUS 引导的支架植入。在 QCA 指导组中，目标直径比测量的 QCA 直径大 5%～10% 的测量 QCA 值。方案要求进行强制后扩张，以优化支架边缘和支架内，并使用非顺应性球囊进行高压扩张。理想的最终结果被定义为参考节段和支架之间的可接受的外观（平滑逐渐变细），没有夹层，血管造影残余狭窄＜10%。支架优化的 IVUS 标准：①支架内最小管腔直径＞远端参考节段管腔直径；②支架完全贴壁；③无明显的近端或远端边缘夹层（中端夹层，夹层角度≥60°，或夹层长度＞2mm）。

主要终点为 12 个月时靶病变失败、心源性死亡、靶血管心肌梗死或缺血驱动的靶病变血运重建的复合终点。

次要终点包括死亡、心肌梗死、明确或可能的支架血栓形成、脑卒中、靶病变血运重建、任何血运重建和治疗 12 个月时的经济效益分析。

【研究结果】

该试验于 2018 年 9 月开始招募，共有 1528 例患者被随机分组；763 例分配至 QCA 指导组、765 例分配至 IVUS 指导组。QCA 组中有 7 例使用 IVUS 评估潜在并发症，其中 6 例经皮冠状动脉介入治疗后 IVUS 失败。大多数患者是 60 多岁的男性，患有典型的心血管危险因素，70% 的患者为慢性冠脉综合征。虽然 50% 的患者合并多支血管疾病，但 SYNTAX 评分较低，平均为 13 分；研究者未提供关于病变复杂性或分叉疾病存在的信息。从研究设计来看，目标病变近端或病变内的最大角度 ≥ 90°，目标病变内或近端的过度弯曲 2 处 ≥ 45°，以及目标病变近端或病变内的严重钙化都是排除标准。几乎 50% 的治疗病变位于左前降支，97% 的患者进行了后扩张。在 12 个月时，QCA 指导组的主要终点为 3.81%，IVUS 指导组为 3.80%；两组相比没有差异，非劣效性 P 值为 0.0002。在次要终点中，两组在 12 个月时没有差异。

【研究结论】

本研究的结果表明，在该人群中，QCA 指导的 DES 植入在 12 个月时的靶病变失败方面并不劣于 IVUS 指导的 DES 植入。

【评论】

解释该试验结果的关键是，作者使用调整后的 QCA 测量来确定支架尺寸和优化策略，而不是简单地测量 QCA。先前已经证明，与 IVUS 相比，QCA 低估了小动脉中的最小管腔直径，高估了大动脉中的管腔直径。基于这些知识，作者使用调整后的 QCA 来指导支架的选择。对于 ≤ 3.5mm 的血管，调整后的 QCA 计算为测量的 QCA+10%；对于 4mm 以下的血管，每毫米减少 1%；对于 ≥ 4mm 的血管，校正后的 QCA 为 QCA+5%。使用非顺应性球囊对支架进行逐步后扩张，以达到目标直径，建议使用支架增强技术，以确保最佳扩张。

支架血栓形成率总体较低的两组患者的所有次要结果相似。当按亚组分析时，QCA 指导的 PCI 与 IVUS 指导的 PCI 没有差异。到目前为止，还没有关于病变复杂性和计算 QCA 以及调整后的 QCA 所需时间的可用数据。QCA 的评估需要合适的血管造影视图，通常是两个正交角度，测量半自动化。冠状动脉的显著重叠或弥漫性疾病的存在可能阻碍 QCA 评估。另外，计算 QCA 的时间取决于操作员的经验，这可能会增加手术时间。

（首都医科大学附属北京安贞医院　师树田　王春梅

航空总医院　于　娟

飞利浦中国投资有限公司　王兆宏）

（六）2023ESC HOST-REDUCE-POLYTECH-ACS 研究 3 年最终结果：ACS 患者生物可降解聚合物药物洗脱支架植入后靶病变血运重建发生率升高

在 2023ESC 科学会议上，来自韩国首尔国立大学医院的 Hyo Soo Kim 教授公布了 HOST-REDUCE-POLYTECH-ACS RCT 研究的 3 年最终研究结果。该研究比较了永久聚合物药物洗脱支架（DP-DES）与生物可降解聚合物药物洗脱支架（BP-DES）应用于急性冠脉综合征（ACS）患者的有效性及安全性。结果显示，以患者为导向的复合终点发生率两者相当，但以器械为导向的复合终点发生率 BP-DES 组更高。

【研究背景及目的】

应用药物洗脱支架（DES）目前被认为是接受经皮冠状动脉介入治疗（PCI）的患者的标准治疗，其不良事件的发生率约为每年 2% ～ 3%。这继续推动了支架技术的发展，其中之一是使用可生物降解的聚合物涂层来减少不良事件。与永久聚合物相比，生物可降解聚合物在药物洗脱后具有降解的潜在优势。聚合物降解后仅留下裸金属支架，可减少局部炎症反应，而局部炎症反应是支架风险增加的重要原因。到目前为止，在患有重度血管炎症的 ACS 患者中，比较 DP-DES 和 BP-DES 的证据有限。

HOST-REDUCE-POLYTECH-ACS 试验的 1 年初步结果显示：DP-DES 在患者为导向的复合终点方面与 BP-DES 相当；DP-DES 在以器械为导向的复合终点方面优于 BP-DES。考虑到 PCI 后 BP-DES 中聚合物降解的持续时间从 4 个月到 15 个月不等，需要长期随访来评估聚合物技术的影响。

【研究方法】

HOST-REDUCE-POLYTECH-ACS 研究是一项研究者发起、随机、平行对照、开放标签、单盲、多中心临床研究，于韩国 35 个中心开展，于 2014 年 9 月至 2018 年 12 月进行。研究入选罪犯病变存在显著狭窄、符合 PCI 条件的 ACS 患者，1 ：1 随机分配到 DP-DES 组或 BP-DES 组，冠状动脉腔内成像的应用由术者自行决定。

入选标准：①受试者必须≥ 19 岁；②受试者罪犯血管病变为原位冠状动脉，并且符合支架植入条件；③受试者必须有 ACS 的临床诊断；④受试者必须提供书面知情同意书。

排除标准：①已知的对关键药物的过敏反应或禁忌证；②活动性病理性出血患者；③育龄期的女性，妊娠测试阳性；④出血体质，已知凝血障碍；⑤存在预期寿命＜ 1 年的非心脏合并疾病。

主要终点：随访 3 年时的"以患者为导向的复合终点（POCO）"，包括全因死亡、非致命性心肌梗死和任何原因再次血运重建。

关键的次要终点：随访 3 年时的"以器械为导向的复合终点（DOCO）"，包括心源性死亡、靶血管 MI、靶病变血运重建等。

【研究结果】

该研究将 ACS 患者随机分组，其中 1713 例接受 DP-DES，1700 例接受 BP-DES。3 年的随访覆盖了 96% 的患者。两组患者的基线临床特征相似，DP-DES 患者的年龄为（63.0 ± 11.1）岁，BP-DES 患者为（63.1 ± 11.1）岁。在这两组患者中，男性约占 78%。糖尿病患者 DP-DES 和 BP-DES 分别占 46.1% 和 43.9%。此外，两组 ST 段抬高型心肌梗死（STEMI）、非 ST 段抬高型心肌梗死（NSTEMI）和不稳定型心绞痛的发生率相似。多支病变在两组中均约占 54%。DP-DES 组的 IVUS 使用率为 29.9%，BP-DES 组为 32.2%，两组的平均每病变数量约为 1.4 个，支架数量约为 1.7 枚，两组支架长度均超过 40mm。

主要终点和关键次要终点如下。

POCO（ITT）：BP-DES 15.4% vs DP-DES 14.8%，HR 0.96，95% CI 0.80 ～ 1.14，P=0.613。DOCO（ITT）：BP-DES 8.0% vs DP-DES 6.0%，HR 0.73，95% CI 0.57 ～ 0.95，P=0.021。

关于 DES 的分析表明，DOCO 中持续存在有利于 DP-DES 的显著差异。

POCO：BP-DES 16.4% vs DP-DES 14.8%，*HR* 0.89，95% *CI* 0.73 ～ 1.09，*P*=0.255。

DOCO：BP-DES 8.0% vs DP-DES 6.0%，*HR* 0.73，95% *CI* 0.55 ～ 0.99，*P*=0.040。

根据 Kaplan-Meier 曲线（KM），研究人员发现需要根据聚合物降解时间进行里程碑式的分析。该分析显示，POCO 在过渡期内无差异，但 DOPO 中有显著差异。确切地说，在手术后 240 ～ 480 天的这段时间内，BP-DES 3.3% vs DP-DES 1.8%，*HR* 0.54，95% *CI* 0.34 ～ 0.849，*P*=0.007。480 天后无明显差异。

差异的驱动原因如下。①靶血管血运重建（TVR）：BP-DES 4.4% vs DP-DES 6.6%，*HR* 0.66，95% *CI* 0.49 ～ 0.89，*P*=0.006；②靶病变血运重建（TLR）：BP-DES 2.9% vs DP-DES 4.6%，*HR* 0.61，95% *CI* 0.42 ～ 0.88，*P*=0.008。

对 4 个 BP-DES（Biomatrix/Nobori、Ultimaster、Synergy、Orsiro）3 个时期（早期至 240 天；过渡期从 240 天至 480 天；后期超过 480 天）的分析表明 Orsiro 支架平台（Biotronik AC，Bülach，Switzerland）在过渡期的 TLR 比率较低，其他支架平台的 TLR 比率在数字上更高。此外，Orsiro 的 3 年总 TLR 率略低于其他 DES。

因此，作者调查了 Orsiro 的 KM 与 DP-DES 的比较（分别为 3.2% 和 2.9%），显示 3 年时 TLR 没有差异 [*HR* 0.63，95% *CI* 0.35 ～ 1.16，*P*=0.137，Log rank（对数排名检验）*P*=0.674]，但在过渡期仍有显著差异（Orsiro 1.1% vs DP-DES1.0%，*HR* 0.20，95% *CI* 0.10 ～ 0.78，*P*=0.015）。

【研究结论】

ACS 患者接受 DP-DES 或 BP-DES 植入后 POCO 发生率总体较低且两组相当，但 BP-DES 组 DOCO 发生率更高，源于支架植入术后多聚物降解过渡期（术后 8 ～ 16 个月）内 TLR 发生率升高，而这样的升高仅在非 Orsiro 的 BP-DES 中观察到，可能与这些支架的多聚物降解后金属支架梁裸露有关。

【评论】

多种因素可能影响 DES 植入后的结果，尤其是与支架植入相关的技术因素。病变特征和药物治疗也是需要考虑的其他因素。这项研究有几个局限性。首先，这项研究没有足够的效力来评估复合终点的各个组成部分，更不用说罕见的器械导向临床事件，如支架血栓形成等。其次，这项研究不是双盲的，研究人员预先知道了患者被纳入了哪一组。最后，本研究显示了 BP-DES 在 ACS 中的安全性和有效性，突出了特定平台特性的潜在益处。尽管如此，除了设备进展之外，还需要进一步的随机数据来提高 ACS 治疗的安全性和有效性。

（首都医科大学附属北京安贞医院　师树田

航空总医院　于　娟　彭余波

保定市徐水区中医院　张春雷　张金磊）

（七）2023ESC ILUMIEN Ⅳ研究：与冠状动脉造影指导相比 OCT 提升了 PCI 的安全性

2023ESC 科学会议发布了 ILUMIEN Ⅳ试验结果，与冠脉造影指导经皮冠状动脉介入治疗（PCI）相比，光学相干断层扫描（OCT）指导 PCI 提升了 PCI 手术的安全性。

【研究背景与目的】

随机对照试验表明，与血管造影指导的 PCI 相比，血管内超声（IVUS）指导的 PCI 可改善临床结局。ILUMIEN Ⅲ试验结果表明，与 IVUS 指导的 PCI 相比，OCT 指导的 PCI 可以达到类似的后扩张管腔内径，呈现出非劣效性。ILUMIEN Ⅳ 是一项大规模、多中心、随机试验，旨在证明在具有高风险临床特征（糖尿病）和（或）复杂血管造影病变的患者中，与血管造影指导的支架植入相比，OCT 在获得更大的 PCI 后扩管腔内径和改善临床预后方面的优势。

【研究方法】

ILUMIEN Ⅳ 是一项前瞻性单盲临床研究，纳入已接受药物治疗的糖尿病或复杂血管病变的患者以 1∶1 的比例随机接受 OCT 指导的 PCI 或冠状动脉造影指导的 PCI。两个主要疗效终点是 PCI 后用 OCT 评估的最小支架面积和 2 年时的靶血管衰竭，定义为心源性死亡、靶血管心肌梗死或缺血相关的靶血管重建的复合终点。本研究进行了安全性评估。临床随访将持续长达 2 年。

【研究结果】

该试验在 18 个国家的 80 个地点进行。共有 2487 例患者接受随机分组，1233 例患者接受 OCT 指导下的 PCI，1254 例患者接受血管造影指导下的 PCI。PCI 术后 OCT 组最小支架面积为（5.72 ± 2.04）mm^2，血管造影组最小支架面积为（5.36 ± 1.87）mm^2［平均差 0.36mm^2；95% CI 0.21 ~ 0.51；P < 0.001］。OCT 组和血管造影组分别有 88 例和 99 例患者在 2 年内发生靶血管衰竭（KM 估计，分别为 7.4% 和 8.2%；HR 0.90；95% CI 0.67 ~ 1.19；P=0.45）。OCT 组出现 1 例 OCT 相关不良事件，血管造影组出现 2 例。2 年内 OCT 组发生支架内血栓 6 例（0.5%），血管造影组 17 例（1.4%）。

【研究结论】

在接受 PCI 的患者中，OCT 指导的最小支架面积大于血管造影指导的最小支架面积，在 2 年随访期间降低了支架内血栓事件发生率，提升了 PCI 的安全性。但 OCT 和造影指导组在 2 年的靶血管血运重建率（TVF）方面并没有明显统计学差异。本研究主要的局限性在于无法进行完全盲法设计、术者的 OCT 使用经验对实验结果可能会产生影响。

（唐山市工人医院　高夏青）

（八）2023ESC MULTISTARS-AMI 研究：合并多支血管病变的 STEMI 患者即刻与择期完全血运重建同样有效和安全

2023 年 ESC 科学会议公布了 MULTISTARS-AMI 研究的结果：对合并多支血管病变 STEMI 患者，即刻完全血运重建与择期完全血运重建的临床预后无显著差异。

【研究背景及目的】

约 50% 的急性 ST 段抬高型心肌梗死（STEMI）患者存在多支血管病变（MVD）。近年的循证学证据支持对这些患者进行完全血运重建术。然而，由于缺乏相关随机试验，STEMI 合并 MVD 的患者中，对非罪犯血管病变进行完全血运重建的最佳时机尚不清楚。该研究旨在探讨 STEMI 合并 MVD 患者在稳定的血流动力学条件下接受初次经皮冠状动脉介入治疗（PCI）时，立即完全血运重建术是否优于择期（19 ~ 45 天）完全血运重建术。

【研究方法】

MULTISTARS AMI 试验是一项前瞻性、国际性、多中心、随机、双组、开放标签的研究，在欧洲 37 个地点计划招募至少 840 例患者。在罪犯血管 PCI 成功后，患者按 1∶1 的比例随机接受即刻（直接 PCI 组）或择期（择期 PCI 组）的完全血运重建术。主要终点是入组后 1 年内全因死亡、非致死性心肌梗死、脑卒中、缺血相关的血运重建或因心力衰竭住院组成的复合终点。在 6 个月和 1 年时，主要或次要终点事件患者的百分比按照 Kaplan-Meier 估计提供。

【研究结果】

418 例患者接受即刻完全血运重建治疗（直接 PCI 组），422 例患者接受择期完全血运重建治疗（择期 PCI 组）。直接组有 35 例患者（8.5%）发生了主要终点事件，而择期组有 68 例患者（16.3%）发生了主要终点事件（HR 0.52；95% CI 0.38 ~ 0.72；非劣效性 $P <$ 0.001，优效性 $P <$ 0.001）。非致死性心肌梗死和缺血相关血运重建

发生率在直接组分别发生 8 例（2.0%）和 17 例（4.1%），在择期组分别发生 22 例（5.3%）和 39 例（9.3%）。两组患者全因死亡、脑卒中和因心力衰竭住院的发生率无显著统计学差异。直接组 104 例患者，择期组 145 例患者发生严重不良事件。

【研究结论】

在血流动力学稳定的 STEMI 合并 MVD 患者中，即刻完全血运重建在降低全因死亡、非致死性心肌梗死、脑卒中、缺血相关血运重建或因心力衰竭住院复合终点发生方面，不劣于择期完全血运重建。

【评论】

在正在进行的比较急性冠状动脉综合征合并 MVD 患者不同血运重建术策略的研究中，只有 BioVasc（急性冠脉综合征和多血管疾病患者的直接完全血运重建术与择期完全血运重建术）与 MULTISTARS AMI 研究类似，两个试验均旨在探讨完全血运重建的最佳时机，即对非罪犯血管行立即或择期 PCI。但 BioVasc 试验不仅包括 STEMI，也包括非 ST 段抬高型心肌梗死（NSTEMI）患者。

MULTISTARS AMI 试验解决了 STEMI 合并多支血管病变患者进行完全血运重建的最佳时机这一临床重要问题。该试验证明了非罪犯血管病变的即刻 PCI 与择期 PCI 同样有效和安全，对临床实践具有启示意义。在预先设定的关键亚组中，结果总体上是一致的，特别是在女性和男性、年轻和老年以及患或不患糖尿病的患者中。

本次 ESC 上发布的 2023 欧洲急性冠脉综合征（ACS）管理指南强烈建议，对于接受首次 PCI 的血流动力学稳定的 STEMI 合并 MVD 患者，应进行完全血运重建（ⅠA 类推荐）。新版 ESC 指南指出，非罪犯血管的 PCI 可以在首次 PCI 期间或 45 天内进行。但由于 MULTISTARS AMI 研究为非劣效性试验，缺乏"具有优效性设计的足够规模的随机试验"，ACS 指南未建议即刻完全血运重建。

（唐山市工人医院　高夏青）

（九）2023ESC NITRATE-CIN 研究：膳食硝酸盐可减少 ACS 患者对比剂肾病的发生

2023 年 8 月 28 日来自英国伦敦的 Dan Jones 博士在 ESC 上发布了 NITRATE-CIN 研究结果：有机硝酸盐膳食可显著减少 ACS 患者对比剂肾病的发生。

【研究背景和目的】

对比剂肾病（CIN）是一种由静脉应用碘对比剂引起的急性肾损伤，是肾损伤高危患者冠状动脉造影后发病／死亡的重要原因。尽管目前的预防措施旨在降低 CIN 的发生风险，但目前仍然亟需新的有效的治疗方法。有证据表明，通过无机硝酸盐的化学还原，使体内一氧化氮（NO）含量增加，可能提供一种新的治疗策略以减少 CIN，避免肾功能恶化。本研究旨在探讨无机硝酸盐膳食是否可降低 ACS 高危患者 CIN 的发生率。

【研究方法】

NITRATE-CIN 试验是一项单中心、随机、双盲安慰剂对照试验，计划招募 640 例有 CIN 风险的急性冠脉综合征（ACS）患者。纳入患者的肾小球滤过率（eGFR）＜ 60ml／（min·1.73m²）或有糖尿病、肝衰竭、年龄超过 70 岁、7 天内接触对比剂、心力衰竭或同时服用影响肾脏功能的药物这些显著危险因素中的两种。患者将随机接受无机硝酸盐（含有 12mmol KNO_3 的胶囊）或含有氯化钾（KCl）的安慰剂胶囊治疗，为期 5 天。

主要终点是由 KDIGO（改善全球肾脏病预后）标准定义的 CIN 发生率——一系列急性肾损伤阶段，由 72 小时内至 1 周内血清肌酐的变化来定义。关键的次要终点是 3 个月随访期间的肾功能变化。其他次要终点包括碘对比剂给药后 6 小时、48 小时和 3 个月的血清肾脏生物标志物（如中性粒细胞明胶酶相关脂质体）水平。此外，还将评估无机硝酸盐治疗的成本效益。

【研究结果】

患者平均年龄为 71 岁，73% 为男性，75% 为白种人，46% 患有糖尿病，56% 患有慢性肾脏疾病。造影剂剂量在安慰剂组为 180ml，在硝酸盐组为 170ml，50% 的患者进行了某种形式的血运重建。

在有冠状动脉造影肾损伤风险的非 ST 段抬高型心肌梗死急性冠脉综合征（ACS）患者中，造影后 72 小时内，体内硝酸盐和亚硝酸盐水平均显著升高，与服用安慰剂的患者相比，服用无机硝酸盐的患者 CIN 发生率降低了 70%（30% vs 9.1% $P < 0.0001$）。大多数（90%）CIN 为 1 期，10%CIN 为 2 期。

在预先指定的亚组中，包括糖尿病亚组、肌钙蛋白阳性亚组和 Mehran 风险亚组，均有上述获益。但在既往接受过有机硝酸盐治疗的患者中，这种获益似乎减弱了，由于这部分人数太少，无法得出明确的结论。

此外与安慰剂组相比，硝酸盐组围手术期心肌梗死（MI）的发生率显著降低（12.5% vs 4.1% $P=0.003$），硝酸盐组 3 个月时肾功能显著改善，eGFR 平均提高了 5.2ml/（min·1.73m²）（10%），肌酐水平显著降低。在 12 个月时，主要不良心血管事件（包括全因死亡、再发心肌梗死和再次血运重建）的相对发生率显著降低 50%，从安慰剂组的 18.1% 降至硝酸盐组的 9.1%，复合终点的三个组成部分（包括全因死亡）发生率均降低；主要不良肾脏事件（全因死亡、肾脏替代治疗或持续性肾功能不全）从安慰剂组的 28.4% 降低到硝酸盐组的 10.7%（$P < 0.0001$），相对降低了 60%。

【研究结论】

与安慰剂相比，在因急性冠脉综合征而接受冠状动脉造影的肾损伤高风险患者，无机硝酸盐可减少对比剂肾病（CIN）、改善肾脏结局并减少心脏事件。

NITRATE-CIN 研究有其局限性，包括单中心设计、给药量大、13% 患者失随访，以及随机化后两组间相关基线特征不平衡。

目前，除静脉输液外，没有已经被证实的可以减少对比剂肾病的有效治疗方法。膳食无机硝酸盐在这项研究中显示出巨大的潜力，可能对减少对比剂肾病这一冠状动脉造影术严重并发症具有重要意义。

　　本试验所使用的产品是一种膳食无机硝酸盐的配方——硝酸钾胶囊。在平时，人们获得无机硝酸盐的唯一途径是饮食，特别是通过食用甜菜根汁或绿叶蔬菜，例如菠菜、芝麻菜等。从临床医生的角度来看，虽然该试验结果表明补充无机盐是一种有效的治疗方法，但目前尚无本研究中使用的类似药物。可以从健康食品商店和网站上购买甜菜根汁，每份含有 7mmol 硝酸钾，从血管造影前一天开始，每次 1 份，每天两次，连续 5 天，可摄入与本研究相似的无机硝酸盐剂量。

（唐山市工人医院　高夏青）

（十）2023ESC OCTIVUS 研究：OCT 指导 PCI 不劣于 IVUS 指导

　　2023 年 8 月 27 日在荷兰阿姆斯特丹举行的欧洲心脏病学会科学会议上，首席研究员 Duk-Woo Park 博士发布了 OCTIVUS 试验研究结果，OCT 指导下经皮冠状动脉介入治疗（PCI）不劣于 IVUS 指导下的 PCI。

【研究背景】

　　冠状动脉内成像在指导经皮冠状动脉介入治疗（PCI）过程中的临床价值是公认的。血管内超声（IVUS）和光学相干断层扫描（OCT）是日常实践中最常用的指导和优化 PCI 过程的血管内成像技术。然而，目前尚无相关研究比较 IVUS 指导与 OCT 指导的 PCI 对临床终点的影响是否存在差异。

【研究方法】

　　OCTIVUS 研究是一项前瞻性、多中心、开放标签、平行、随机试验，比较两种成像指导策略在韩国接受 PCI 治疗的稳定型心绞痛或急性冠脉综合征患者中的有效性。共有 2000 例患者以 1 ：1 的比例随机分配到 OCT 指导的 PCI 策略组或 IVUS 指导的 PCI 策略组。该试验采用实效比较研究设计，纳入标准旨在尽可能囊括具有不同临床和解剖特征的接近真实世界环境患者。PCI 优化标准使用在线 OCT 或 IVUS 的通用算法预定义。主要终点是 1 年的靶血管衰竭（心源性死亡、靶血管心肌梗死或缺血相关的靶血管重建术），对非劣效性（风险差异为 3.1 个百分点）和优效性进行了检验。

【研究结果】

在 OCTIVUS 中，2008 例（平均年龄 65 岁）有明显且复杂的冠状动脉病变的患者被随机分为 OCT（1005 例）组和 IVUS（1003 例）组。约 22% 为女性，1/3 患有糖尿病，稳定冠状动脉疾病 76.6%，急性冠状动脉综合征占 23.4%。急性 ST 段抬高型心肌梗死（MI）患者被排除。

随访 1 年时，OCT 组 1005 例患者中有 25 例（2.5%）发生了主要终点事件，IVUS 组 1003 例患者中有 31 例（3.1%）发生了主要终点事件（OCT 非劣效性 $P < 0.001$）。对比剂肾病的发生率相似［OCT 组 14 例（1.4%）vs IVUS 组 15 例（1.5%），$P=0.85$］。OCT 组主要手术并发症发生率低于 IVUS 组［22 例（2.2%）vs 37 例（3.7%），$P=0.047$］，但未观察到影像学相关并发症。

【研究结论】

在有明显冠状动脉病变的患者中，OCT 指导下的 PCI 在降低 1 年内心源性死亡、靶血管相关心肌梗死及缺血相关的靶血管重建的复合终点发生率方面不劣于 IVUS 指导下的 PCI。

结合近期研究，越来越多的证据表明两种形式的血管内成像（IVI）指导下的 PCI 都优于单独血管造影指导下的 PCI。该研究 2 年结果与 1 年结果相似，两组事件发生率均较低，一定程度上限制了结果的解读，但比较短期和长期结果仍表明，在大多数手术过程中两者都可以安全有效地使用。

（唐山市工人医院　高夏青）

（十一）2023ESC OPT-BIRISK 研究：标准双抗结束后氯吡格雷单抗维持优于双抗治疗

2023 年 8 月 23 日 ESC 热线会议发布了 OPT-BIRISK 试验结果，ACS 双高危（同时伴有高出血和高缺血风险）人群 PCI 后完成为期 12 个月的阿司匹林 + 氯吡格雷双抗治疗后，继续采用氯吡格雷单抗治疗可降低出血和缺血事件发生率。

【研究背景和目的】

使用阿司匹林和 $P2Y_{12}$ 抑制剂进行双重抗血小板治疗是预防急性冠脉综合征（ACS）和经皮冠状动脉介入治疗（PCI）患者缺血事件的基础。短时间 DAPT 治疗后采用 $P2Y_{12}$ 抑制剂单药治疗已成为近年来减轻出血风险的一种新策略。然而，对于 ACS 高出血和高缺血风险并存的患者，如何制订最佳抗血小板策略目前尚不清楚。OPT-BIRISK 试验探讨了在 PCI 术后 DAPT 标准疗程后仍无事件发生的具有高出血和缺血风险的 ACS 患者，延长氯吡格雷单药治疗是否优于延长阿司匹林 + 氯吡格雷 DAPT 治疗。

【研究方法】

OPT-BIRISK 试验是一项多中心、双盲、安慰剂对照的随机研究，旨在测试氯吡格雷单药延长抗血小板治疗与阿司匹林 + 氯吡格雷延长抗血小板治疗相比，在减少同时有高出血和高缺血风险（"双风险"）的 ACS 患者出血事件方面的优势。共有 7700 例接受新一代药物洗脱支架治疗且完成 9 ~ 12 个月双重抗血小板治疗的 ACS 患者以 1 : 1 的比例随机接受氯吡格雷（75mg/d）单药治疗或阿司匹林（100mg/d）+ 氯吡格雷（75mg/d）治疗 9 个月，再接受阿司匹林（100mg/d）单药治疗 3 个月。主要终点是随机分组后 9 个月出血学术研究联合会（BARC）定义的 2 型、3 型或 5 型出血事件发生率。关键的次要终点是随机分组后 9 个月的主要心脑不良事件，定义为包括全因死亡、心肌梗死、脑卒中或冠状动脉血运重建术在内的复合终点事件。

【研究结果】

2018 年 2 月 12 日至 2020 年 12 月 4 日期间，共有 7758 例 ACS 患者在中国 101 个中心接受随机分组，3873 例纳入氯吡格雷加安慰剂组，3885 例纳入氯吡格雷加阿司匹林组。参与者平均年龄为 65 岁，其中 41% 是女性。

随机分组后 9 个月，氯吡格雷组有 95 例患者（2.5%），氯吡格雷 + 阿司匹林组有 127 例患者（3.3%）发生 BARC 2 型、3 型或 5 型出血主要终点事件（HR 0.75，95% CI 0.57 ~ 0.97；差异 –0.8%，95% CI –1.6% ~ –0.1%，P=0.03）。

氯吡格雷组有 101 例患者（2.6%），氯吡格雷 + 阿司匹林组有 136 例患者（3.5%）发生关键次要终点事件（HR 0.74，95% CI 0.57 ~ 0.96；差异 –0.9%，非劣效性 $P < 0.001$，优效性 P=0.02）。全因死亡（0.3% vs 0.5%）、心肌梗死（0.4% vs 0.7%）、脑卒中（0.7% vs 0.8%）、缺血相关的血运重建（1.4% vs 1.8%）和支架血栓形成（0.05% vs 0.03%）的发生率在两组之间无显著统计学差异。

来自中国的韩亚玲教授说："在 PCI 术后完成 9 ~ 12 个月 DAPT 标准疗程且无主要事件发生，缺血和出血高风险的 ACS 患者中，延长 $P2Y_{12}$ 抑制剂氯吡格雷单药治疗 9 个月的策略优于继续使用阿司匹林联合氯吡格雷 DAPT 治疗，可显著减少临床相关出血和缺血事件发生率。阿司匹林 + 氯吡格雷组 MACCE 发生率的增加令人惊讶，这可能是因为持续 DAPT 治疗使出血事件发生率升高，出血后低血压、出血后暂停抗板治疗以及抗出血药物的使用导致血小板聚集增加，进而增加了主要不良心脏血管事件（MACCE）发生。"

（唐山市工人医院　高夏青）

（十二）2023ESC RIGHT 研究：直接 PCI 后延长术后抗凝治疗无明显获益

当地时间 2023 年 8 月 28 日，在 ESC 科学会议热线专场中，公布了 RIGHT 研究的结果。该研究结果显示，在 ST 段抬高型心肌梗死（STEMI）患者中，直接 PCI 术后抗凝治疗不能减少心血管事件发生。

【研究背景及目的】

ESC 指南推荐 STEMI 患者直接 PCI 术前及术中使用肝素、依诺肝素或比伐卢定。延长术后抗凝治疗（PPA）旨在预防复发性缺血事件。然而，目前没有相关的随机对照研究评估术后停止或延长抗凝治疗的风险获益。真实世界的数据表明，直接 PCI 后 PPA 治疗，可能与改善预后相关。

【研究方法】

RIGHT 试验是一项多中心、随机、双盲、安慰剂对照的优效性试验，由两个学术研究机构 CREATE 组（中国）和 ACTION 组（法国）合作进行。研究旨在探讨临床实践中，STEMI 患者接受直接 PCI 后常规使用低剂量（依诺肝素、普通肝素或比伐卢定）PPA 是否优于安慰剂。

该研究在中国的 53 个中心进行，在试验开始之前，每个中心提供 3 种 PPA 方案 [依诺肝素 40mg，每日 1 次，皮下注射，普通肝素 10U/（kg·h），静脉使用以将活化凝血时间维持在 150 ～ 220 秒，或比伐卢定 0.2mg/（kg·h），静脉注射]。患者以 1∶1 的比例随机接受低剂量 PPA 或安慰剂至少 48 小时。

主要疗效目标是证明 PPA 在降低主要终点方面（全因死亡、非致死性心肌梗死、非致死性脑卒中、明确的支架血栓形成或 30 天内任何血管紧急血运重建）的优越性。次要疗效目标是评估不同抗凝药物（依诺肝素、普通肝素或比伐卢定）对终点事件的影响。主要安全终点是 30 天内大出血事件（定义为 BARC 3 型至 5 型）的发生率。

【研究结果】

在 2019 年 1 月 10 日至 2021 年 9 月 18 日期间，研究共纳入并随机分配了 2989 例接受直接 PCI 治疗的 STEMI 患者。受试者平均年龄为 60.9 岁，其中女性占 20.7%，糖尿病占 24.5%，高血压占 54.5%。

在随机分配到 PPA（$n=1494$）或安慰剂组（$n=1495$）的 2989 例中低风险患者中，PPA 组和安慰剂组均有 37 例患者（2.5%）出现主要终点事件（HR 1，95% CI 0.63 ～ 1.57）。直接 PCI 术后使用不同抗凝药物（肝素、依诺肝素和比伐卢定）与主要终点事件之间存在明显交互作用（$P=0.015$），依诺肝素与安慰剂（HR 0.46，95% CI 0.22 ～ 0.98），普通肝素与安慰剂（HR 3.71，95% CI 1.03 ～ 13.28），比伐卢定与安慰剂（HR 1.24，95% CI 0.60 ～ 2.59）。3 种抗凝药物治疗均无大出血事件发生。

【研究结论】

总体而言，RIGHT 试验的结果表明，STEMI 患者直接 PCI 术后进行低剂量抗凝治疗是安全的，但似乎不能减少中低风险人群缺血事件的发生率。因此，不推荐常规应用。直接 PCI 术后依诺肝素抗凝治疗是否获益，需要进一步研究。

（唐山市工人医院　高夏青）

（十三）2023ESC SHARE 研究：PCI 后 P2Y$_{12}$ 抑制剂单药治疗与双联抗血小板治疗比较

2023ESC 科学会议公布了 SHARE 研究结果：经皮冠状动脉介入治疗（PCI）的患者，双联抗血小板治疗（DAPT）方案 3 个月后 P2Y$_{12}$ 抑制剂单药治疗非劣于 12 个月 DAPT 治疗。

【研究目的】

本次 SHARE 试验将比较 DAPT 3 个月后 P2Y$_{12}$ 抑制剂单药治疗与 12 个月 DAPT 治疗在成功置入最新药物洗脱支架（DES）的患者中的疗效和安全性。

【研究方法】

SHARE 试验是一项多中心、前瞻性、随机、开放标签、非劣效性试验。研究纳入标准：①年龄 ≥ 19 岁；②3 个月内成功接受可生物降解聚合物依维莫司洗脱支架（BP-EES）；③能够理解并已自愿签署知情同意书的患者。排除标准：①年龄≥86岁；②血流动力学不稳定的患者；③高出血风险、贫血或血小板减少的患者；④需要口服抗凝药的患者；⑤预期寿命小于1年的患者；⑥有颅内出血史的患者；⑦由于阿司匹林、氯吡格雷或替格瑞洛的禁忌证而不能服用的患者。血管造影排除标准：①1年内冠脉支架植入术史；②需要干预的左主干（LM）病变；③需要干预的慢性完全闭塞（CTO）病变；④需要干预的支架内再狭窄（ISR）病变；⑤分叉性病变需要在侧支植入支架；⑥需要植入3个及以上支架的病变。纳入的所有患者按 1：1 的比例随机分为 DAPT 3 个月后 $P2Y_{12}$ 抑制剂单药治疗（$P2Y_{12}$ 抑制剂）组或 DAPT 12 个月治疗（DAPT）组，随访12 个月。

主要终点：净不良临床事件（NACE），其中包括主要不良心脑血管事件（MACCE）及 PCI 后 3～12 个月发生大出血事件的复合事件。

次要终点：MACCE、大出血、心源性死亡、心肌梗死（MI）、支架内血栓形成、脑卒中、靶病变血运重建、靶血管血运重建、全因死亡。

【研究结果】

从 2017 年 12 月至 2020 年 12 月，该研究纳入来自韩国 20 家医院共 1452 例患者，按照 1：1 比例随机分配至 $P2Y_{12}$ 抑制剂组或 DAPT 组，由于部分患者不符合纳入标准或后期失访，最终 $P2Y_{12}$ 抑制剂组纳入 694 例患者（$n=694$），DAPT 组纳入 693 例患者（$n=693$）。从基线特征上看，两组患者在年龄、BMI、共病、临床表现及血管造影结果等方面均无明显统计学差异。主要终点事件分析：意向性治疗结果分析显示，与 DAPT 12 个月治疗相比，DAPT3 个月后 $P2Y_{12}$ 抑制剂单药治疗显著降低了 NACE 风险（1.7% vs 2.6%；−0.93%；95% CI −2.64～0.77；非劣效性 $P < 0.001$）。符合研究方案（PP）分析结果，与 ITT 分析结果基本一致（−1.1%；95% CI −2.81～0.62；非劣效性 $P < 0.001$）。在预先指定的亚组分析中，两组治疗对 NACE 事件的影响大体上是一致的。

【研究结论】

在使用最新一代 DES 接受 PCI 的 CAD 患者中，3 个月 DAPT 后 P2Y$_{12}$ 抑制剂单药治疗在 NACE 方面并不劣于 12 个月 DAPT 治疗。考虑到研究人群和低于预期的事件发生率，仍需对其他人群进行进一步研究。

【评论】

CAD 患者在 PCI 后，通常需要使用 DAPT 来预防血栓形成和再狭窄。DAPT 通常包括阿司匹林和 P2Y$_{12}$ 受体拮抗剂（如氯吡格雷、普拉格雷等）。DAPT 的持续时间、抗血小板药物的选择以及其风险与获益之间的平衡一直是临床实践中的热点问题。DAPT 持续时间的选择应个体化，考虑患者的病情、手术类型、潜在的出血风险以及药物耐受性等因素。短期 DAPT 可能降低出血风险，但也可能增加血栓事件的风险。长期 DAPT 可以减少血栓事件的风险，但也可能增加出血风险。近年来，研究探索了只使用 P2Y$_{12}$ 抑制剂的单药治疗，以平衡抗血小板治疗的效果和安全性的试验层出不穷。本研究探索了 PCI 术后患者使用 3 个月 DAPT 后 P2Y$_{12}$ 抑制剂单药治疗的效果与安全性，为后续 DAPT 策略在临床上的应用改善提供了有力支撑。但本篇研究在研究人群方面有一定的局限性，所以仍需对其他人群进行进一步研究。总体来说，PCI 术后抗血小板治疗正朝着更加个体化、安全性更高的方向发展，同时也在不断探索新的药物和治疗策略，以提高患者的治疗效果并减少潜在的副作用。

（中国医学科学院阜外医院　曹芳芳）

（十四）2023ESC STOPDAPT-3 研究：
PCI 术后双重抗血小板至少维持 1 个月

STOPDAPT-3 研究是探讨 PCI 术后进行不包括阿司匹林的单抗治疗是否可行的随机对照研究。当地时间 2023 年 8 月 15 日，来自日本京都大学的 Masahiro Natsuaki 博士公布了 STOPDAPT-3 研究的结果。该研究结果显示，PCI 术后患者接受包括阿司匹林和 P2Y$_{12}$ 抑制剂的双重抗血小板标准治疗策略应至少维持 1 个月。

【研究背景及目的】

近年来的研究表明，与 PCI 术后长期双抗治疗相比，短期（1～3个月）双抗治疗（DAPT）后应用 P2Y$_{12}$ 抑制剂进行单抗治疗可降低出血事件的发生率且不增加不良心血管事件的发生率。然而，在临床实践中，PCI 术后 1 个月 DAPT 治疗期间主要出血事件发生率始终居高不下，尤其是在急性冠脉综合征（ACS）或高出血风险（HBR）患者中。STOPDAPT-3 研究了 ACS 或高出血风险患者，接受 PCI 后早期（1 个月）普拉格雷单药治疗与联合阿司匹林 DAPT 治疗相比，是否可以减少主要出血事件，且不会影响心血管事件发生率。

【研究方法】

STOPDAPT-3 是一项多中心、随机、开放标签临床研究。共纳入 6002 例 ACS 或高出血风险患者，在负荷普拉格雷 20mg 后，以 1：1比例随机分为普拉格雷组（普拉格雷 3.75mg/d）和 DAPT 组（普拉格雷 3.75mg/d + 阿司匹林 81～100mg/d），并进行为期 1 个月的随访。主要终点事件：① 1 个月内大出血事件发生率（定义为 BARC 3 型或 5 型）；② 1 个月内心血管事件发生率（由心血管死亡、心肌梗死、明确的支架血栓形成或缺血性脑卒中组成的复合重点事件）。

次要终点为 1 个月内原发性出血和心血管终点事件（心血管死亡、心肌梗死、明确的支架血栓形成、缺血性脑卒中或大出血）组成的复合终点事件。

【研究结果】

经过 1 个月随访，结果显示普拉格雷单抗治疗组主要出血事件发生率为 4.47%，而 DAPT 治疗组发生率为 4.47%（*HR* 0.95；95% *CI* 0.75～1.20），两组间无显著统计学差异。心血管事件发生率在普拉格雷组为 4.12%，而 DAPT 治疗组发生率为 3.69%（*HR*，1.12；95% *CI* 0.87～1.45；非劣效性 *P*=0 .01），无显著统计学差异。

在其他终点事件方面，与 DAPT 组相比，普拉格雷组确诊 / 疑似的亚急性支架内血栓（0.44% vs 0.71%，*HR* 3.40，95% *CI* 1.26～9.23）和计划外冠脉血运重建（0.57% vs 1.15%，*HR* 1.83，95% *CI* 1.01～3.30）发生率更高。两组患者确诊的支架内血栓发生率（0.37% vs 0.47%）无显著性差异。

亚组分析表明，ACS 组患者中，与 DAPT 组相比，普拉格雷组患者不良心血管事件发生风险更高。

【研究结论】

对于无口服抗凝药物指征的患者，包括阿司匹林在内的 DAPT 治疗仍然是 PCI 围手术期和急性期治疗的基石。该研究中普拉格雷组给药剂量为 3.75mg/d，此剂量是否足够受到一定争议，此外，该研究中患者围手术期均接受负荷剂量的普拉格雷，故单抗治疗策略的出血事件风险获益可能并未充分体现。

（唐山市工人医院　高夏青）

二、血脂代谢研究进展

2023ESC：高心血管疾病风险的糖尿病患者
应同时使用 SGLT-2 抑制剂 和 GLP-1 受体激动剂

2023 欧洲心脏病学会在糖尿病患者心血管疾病管理新指南中提出了新的建议，要求同步起始钠 - 葡萄糖协同转运蛋白 -2（SGLT-2）抑制剂和胰高血糖素样肽 -1（GLP-1）受体激动剂这两类药物在高心血管疾病风险的糖尿病患者的治疗，结束了既往建议 2 型糖尿病和心血管疾病患者分别使用两类药物进行治疗的指导方针。

糖尿病患者心血管疾病管理新指南呼吁开始使用 SGLT-2 抑制剂和 GLP-1 受体激动剂进行治疗时，不考虑个人现有的血糖控制水平，包括当前和目标血红蛋白 A1c 水平，在被诊断为 2 型糖尿病和动脉粥样硬化性心血管疾病的患者中应立即开始应用这两类药物。

2019 年之前的 ESC 指南和美国糖尿病协会目前的 2023 年护理标准文件都提倡使用一种或另一种类别的降糖药，而将两药的联合治疗作为自由裁量权。随着越来越多的 2 型糖尿病患者在 SGLT-2 抑制剂或 GLP-1 受体激动剂试验中获益，研究组对接受这两类药物治疗的患者进行了大规模的分层分析，结果表明，这两类药发挥了不同的作用机制，实现了相加作用。降低心血管疾病风险的益处完全独立于两类药物对葡萄糖的影响，因此，已成为心脏病治疗药物。

新指南强调，2 型糖尿病患者无论其现有的血糖控制水平如何，都应接受 SGLT-2 抑制剂和任何其他药物治疗。心力衰竭和慢性肾脏疾病（CKD）患者，可基于肾小球滤过率估计值和尿白蛋白与肌酐比值水平进行药物选择。指南制定小组认为，肾病具有与已确定的动脉粥样硬化性 CVD 相似的风险。该指南还首次将非奈利酮

（Kerendia，Bayer）治疗列为 2 型糖尿病和 CKD 患者的 IA 类推荐。

新的 ESC 指南另一个主要变化是引入了 CVD 风险计算器，旨在评估 2 型糖尿病未确定 CVD、心力衰竭或 CKD 患者的风险。SCORE 2 糖尿病风险计算器，将计算出心血管疾病的 10 年风险，包括居住在不同欧洲地区的算法调整；还统计了女性和男性的不同风险水平。开发 SCORE2 糖尿病计算器的研究人员使用了近 23 万人的数据来设计该工具，随后用另外 21.7 万例患有 2 型糖尿病的欧洲人数据进行验证。该计算器的主要功能包括使用常规收集的临床值，如年龄、性别、收缩压、吸烟状况、血清胆固醇水平、糖尿病诊断年龄、血红蛋白 A1c 水平和估计的肾小球滤过率。

SCORE 2 糖尿病风险计算器第一次带来了明确的分数来对 2 型糖尿病患者的风险进行分类，并确定谁需要更积极的治疗来预防心血管疾病的发展。指南认为，患有心血管疾病 10 年风险较低（＜5%）或中等（5%～9%）的人群可能是二甲双胍治疗的候选者。高风险（10%～19%）或极高风险（≥20%）的患者可能会接受二甲双胍和（或）SGLT-2 抑制剂和（或）GLP-1 受体激动剂的治疗。风险评分比通常不依赖系统工具的做法更好，因为能更系统地评估未来的 CVD 风险。新的风险评分不依赖于任何生物标志物或成像，计算仅需 30 秒。可以识别没有心血管疾病但风险较高的人，这些人可能会从相对昂贵的药物（如 SGLT-2 抑制剂）治疗中受益。根据预测，这将大大增加接受 SGLT-2 抑制剂治疗的 2 型糖尿病患者的数量。

（首都医科大学附属北京安贞医院　李艳芳　贺晓楠

马友才　王春亚

北京清华长庚医院　张　萍　薛亚军　周博达　张　鸥）

三、心力衰竭研究进展

（一）2023ESC BUDAPEST-CRT 研究：
CRT-D 治疗对心力衰竭患者安全有效

【研究背景及目的】

左束支阻滞、心力衰竭和射血分数降低的患者接受植入式心脏再同步除颤器（CRT-D）可降低死亡率和患病率。在右心室起搏（RVP）的 HFrEF 患者中，CRT-D 升级的疗效尚不确定。

【研究方法】

研究采用多中心、随机对照的试验设计，纳入 360 例 NYHA 心功能 Ⅱ～Ⅳ a 级，植入起搏器或 ICD，RVP ≥ 20%，已起搏 QRS 宽波时限 ≥ 150 毫秒的 HFrEF 患者。按 3 ∶ 2 的比例进行随机分配，接受 CRT-D 者 215 例，接受 ICD 者 145 例。研究主要终点指标为 12 个月时全因死亡、心力衰竭再住院或左心室收缩末期容积下降 ＜ 15%。次要终点指标为全因死亡或心力衰竭再住院。

【研究结果】

在 12.4 个月的中位随访期内，CRT-D 组（$n=179$）发生主要终点事件 58 例（32.4%），ICD 组（$n=128$）发生主要终点事件 101 例（78.9%）[优势比 0.11，95% 置信区间（CI）0.06 ～ 0.19，$P ＜ 0.001$]。CRT-D 组（$n=215$）发生全因死亡或心力衰竭再住院 22 例（10%），ICD 组（$n=145$）发生全因死亡或心力衰竭再住院 46 例（32%）（风险比 0.27，95% CI 0.16 ～ 0.47，$P ＜ 0.001$）。两组间发生与手术或植入装置相关的并发症的发生率相似（CRT-D 组 25/211，占 11.8%；ICD 组 11/142，占 7.8%）。

【研究结论】

与 ICD 治疗相比，升级为 CRT-D 降低了患者的全因死亡、心力衰竭再住院或无逆重构的联合风险。

【评论】

研究中非 CRT 起搏器或专用植入式心脏除颤器（ICD）设备的 HFrEF 患者中，将设备升级为 CRT-D，临床效果更为显著。一般认为 HF 是由 RV 起搏的高负荷引起或加剧的，既往研究明确了 RV 起搏会促进心室不同步并恶化左心室（LV）功能。患者升级使用 CRT-D 设备 1 年后，与 ICD 组的 145 例相比，215 例 CRT-D 患者的试验主要终点、综合全因死亡率、HF 住院率或左心室收缩末期容积下降不到 15% 的风险下降了 89%（$P < 0.001$）。CRT-D 组因任何全因死亡或 HF 相关住院的风险显著下降了 73%。说明了尽早为那些"间歇性或永久性"RV 起搏的患者提供 CRT-D 升级，可避免或降低患者治疗期间不良事件的发生风险。研究结果中的亚组分析也显示超过 50% 的试验患者患有心房颤动（AF），临床治疗过程中预后也受益于 CRT-D 的升级。

这项研究清楚地表明，升级为 CRT 与患者预后改善结果有关。"左心室功能恶化的患者"应立即升级为 CRT。在实践中，CRT-D 升级的潜在益处必须与其风险进行权衡，尤其是在切换新设备和植入导线时导致感染的可能性。而关于 CRT-D 升级应用的适用范围，研究院认为在基于最佳的药物治疗情况下，除了 HFrEF 和 RV 起搏外，纳入标准还包括左心室射血分数 35% 或更低，之前植入非 CRT 起搏器或 ICD 以及起搏 QRS 间期至少为 150 毫秒。未来临床中应用 CRT-D 升级是干预心力衰竭的重要方案。

（首都医科大学附属北京安贞医院　刘　飞　李　响）

（二）2023ESC DICTATE-AHF 研究：
急性失代偿性心力衰竭患者早期使用达格列净安全有效

2023 年 ESC 科学会议发布的 DICTATE-AHF 研究发现：急性失代偿性心力衰竭住院患者早期使用达格列净并未恶化任何预先设定的安全性结果，即达格列净可在入院时安全使用，并可快速优化指南指导的药物治疗（GDMT）方案。同时探索性分析结果表明，达格列净有改善充血的作用，从而使患者提前出院。

【研究背景及目的】

达格列净是一种钠 - 葡萄糖协同转运蛋白 2 抑制剂，既往的证据证明其可改善慢性心力衰竭，提高射血分数，降低心血管死亡风险和改善心力衰竭恶化。急性失代偿心力衰竭（ADHF）住院期间的两个主要治疗目标是改善充血和优化 GDMT。先前的研究表明，利尿剂组合可以改善充血，但并没有优化 GDMT，也与改善出院后预后无关。早期开始使用达格列净可以改善 GDMT 优化和充血，但这种策略的有效性和安全性尚不清楚。DICTATE-AHF 研究目的是评估 ADHF 患者住院初期使用达格列净治疗与结构化常规治疗相比有效性和安全性的结果。

【研究方法】

DICTATE-AHF 研究是一项前瞻性、多中心、开放标签、随机试验，该研究共纳入 240 例患者，平均年龄 65 周岁，且 39% 为女性。患者入院后 24 小时内，按 1∶1 的比例随机分配至达格列净 10mg 组或结构化常规治疗组，且患者每日一次口服达格列净 10mg，直至第 5 天或出院。在入院后 24 小时内服用达格列净，并对容量超负荷 ADHF 患者的利尿剂反应进行有效性和安全性检查。在基线时评估利钠肽浓度、站立体重和充血情况。整个研究期间，为达到目标尿量 3 ~ 5L/d，两个研究组都使用了每 12 ~ 24 小时对患者进行静脉循环利尿剂给药和滴定给药的标准化方案。此外，在加入噻嗪类利尿剂之前，要至少每天静脉注射袢利尿剂类呋塞米 960mg。为测量基线利尿剂诱导的钠、钾和肌酐，需要在初次注射静脉循环利尿剂后，且服用达格列净前，收集尿液标本。在服用达格列净第 2 天，进行定时定点尿液采集和 24 小时尿液采集。在第 5 天或出院时（以先到者为准），进行利钠肽浓度、最终站立体重和充血评估。出院后，对患者进行 30 天随访，收集和评估出院后结果。入组标准：患或不患 2 型糖尿病的患者，且肾小球滤过率至少为 25ml/（min·1.73m²）。排除标准：有 1 型糖尿病病史，收缩压低于 90mmHg，血糖低于 80mg/dl，曾使用静脉正性肌力治疗以及有糖尿病酮症酸中毒病史。

【研究结果】

主要终点是利尿剂效率（利尿反应），即从入组到第 5 天或出院（如果更早的话）每单位累积袢利尿剂量（静脉注射和口服）的体重累积变化。采用调整基线体重的比例，通过优势回归模型比较两组患者的主要结局。调整基线体重后，结果显示，达格列净组与结构化常规治疗组的利尿效率比值为 0.65，95% CI 0.41～1.01，P=0.06；而基线体重未经调整结果显示比值为 0.64，95% CI 0.41～1.00，P=0.05，故对于住院心力衰竭恶化以及因心力衰竭或糖尿病相关原因再入院 30 天的次要终点来说，早期启动达格列净与常规治疗之间相比无明显差异。

探索性终点结果分析显示，达格列净组显著增加了 24 小时尿钠排泄量（P=0.025）和 24 小时尿量（P=0.005），并缩短了完成静脉利尿治疗的时间（P=0.006）和出院时间（P=0.007）。早期使用达格列净的所有糖尿病和心肾住院患者，均显示积极的安全性结局。此外，达格列净组与结构化常规治疗组相比，从基线到研究结束 eGFR的变化、不良事件发生率、住院死亡率、症状性低血压、总体或严重低血糖事件、泌尿生殖系统感染或严重低钾血症方面无显著差异。

【评论】

DICTATE-AHF 研究的主要研究者美国纳什维尔利普斯科姆大学药学院的 Zachary Cox 教授说："尽管我们的研究在主要终点没有

显示出统计学意义，但总体的数据已证实，ADHF 患者应在住院第一天行达格列净治疗，有助于促进缓解充血，同时快速、安全地优化 GDMT"。除此之外，通过住院糖尿病、心血管和肾脏预后安全性研究结果显示，应积极鼓励 ADHF 住院患者时使用达格列净治疗，帮助改善慢性心力衰竭患者 SGLT-2 抑制剂处方的依从性，从而带来长期获益。

（首都医科大学附属北京安贞医院 蒋志丽

周 璨 屈 超）

（三）2023ESC EMPEROR 研究：
心力衰竭患者使用恩格列净长期获益

2023ESC 年会召开期间，美国著名心力衰竭专家贝勒大学 Milton Packer 教授重磅发表 EMPEROR 研究的停药随访结果。自多项相关临床试验结果公布，钠 - 葡萄糖协同转运蛋白 -2（SGLT-2）抑制剂对心力衰竭（HF）患者的临床效用得到学术界广泛认可，并被多部国际临床指南列为心力衰竭患者的一线用药。此次公布的 EMPEROR 研究停药随访，通过对比恩格列净组和安慰剂组患者接受长期治疗后盲法停药 30 天时的各项临床指征，以明确心力衰竭患者是否会对 SGLT-2 抑制剂产生耐受性。最终结果表明，SGLT-2 抑制剂所带来的心血管获益长期有效，且短期停药也可引发严重不良后果。

【研究背景】

虽然 EMPEROR-Reduced 试验中安慰剂组和恩格列净组的 Kaplan-Meier 曲线持续分离，但这并不意味着 SGLT-2 抑制剂的临床效用始终存在，唯有开展正式的停药试验方能明确该药物作用的长期有效，但目前尚未有针对此类药物的相关试验。大多数探索停药反应的观察性研究均存在固有缺陷，其无法确切说明研究组间存在的事件发生率差异是否与停药这一行为或停药原因相关。通常情况下，患者停止用药是因其病情好转或恶化。因此，评估停药反应的唯一策略便是，在研究方法允许的前提下，对无临床停药原因的住院患者进行盲法停药。

【研究方法】

在 EMPEROR-Reduced 试验和 EMPEROR-Preserved 试验中，9178 例 HF 患者被随机（双盲）分配至安慰剂组（4858 例）和每天 10mg 恩格列净组（4860 例）。经中位时长 16～26 个月的随访后，7293 例患者在停药前 90 天内仍在接受药物治疗（安慰剂组 3623 例，恩格列净组 3670 例）。试验结束时，6799 例患者接受了盲法停药，且停药后随访时长超过 1 天（安慰剂组 3381 例，恩格列净组 3418 例），其中，3981 例患者于停药后随访 30 天时接受了预先指定的现场评估（安慰剂组 2020 例，恩格列净组 1961 例）。

【研究结果】

从停药时患者基线特征来看，未停药组（2919 例）较之停药组（6799 例）更为虚弱。自停药前 90 天至双盲治疗结束期间，恩格列净组的心血管死亡或心力衰竭住院年化风险率均显著低于安慰剂组［恩格列净组每 100 人年 10.7 例（95% CI 9.0～12.6）vs 安慰剂组每 100 人年 13.5 例（95% CI 11.5～15.6）；HR 0.76 95% CI 0.60～0.96］。停药后 30 天随访时，恩格列净组的心血管死亡或心力衰竭住院年化风险率显著升高（HR 1.75，95% CI 1.20～2.54），而安慰剂组仍相对稳定（HR 1.12，95% CI 0.76～1.66）。此时，估算所得累计发生率函数分析结果显示，恩格列净组的心血管死亡或心力衰竭住院年化风险率已高于安慰剂组（HR 1.18，95% CI 0.78～1.80）。基于重复测量的混合效应模型（MMRM）分析可见，恩格列净组的停药后堪萨斯城心肌病调查问卷临床总评分（KCCQ-CSS）较之安慰剂组低了（1.6±0.4）（$P < 0.001$）。

由于 SGLT-2 抑制剂对近端肾小管重吸收的持续抑制作用，与安慰剂组相比，恩格列净组停药后还伴有空腹血糖、体重、血清尿酸、血清碳酸氢盐、估算肾小球滤过率（eGFR）的显著提升［安慰剂校正后相对基线平均变化分别为：（4.0 ± 1.3）mg/dl，（0.5 ± 0.1）kg，（0.6 ± 0.0）mg/dl，（0.3 ± 0.1）mg/dl，（2.7 ± 0.3）ml/（min·1.73m²），$P < 0.001$]。进一步结合其他生理学评估和实验室评估结果可见，恩格列净组停药后血红蛋白和血细胞比容较安慰剂组均相对降低 [安慰剂校正后相对基线平均变化分别为：（ -0.4 ± 0.0 ）g/dl，（ -1.5 ± 0.1 ）%，$P < 0.001$]，同时还伴有收缩压 [安慰剂校正后相对基线平均变化为（ 2.3 ± 0.5 ）mmHg，$P < 0.001$] 与 NT-proBNP 水平（安慰剂校正后相对基线平均变化为 1.07，$P < 0.001$）的相对升高。

【研究结论与评论】

在接受为期 1~3 年双盲药物治疗后的停药 30 天随访结果显示，恩格列净组的主要心力衰竭事件风险显著增加、KCCQ-CSS 评分明显恶化；此外，与停药后的安慰剂组相比，恩格列净组的空腹血糖、体重、血清尿酸、血清碳酸氢盐、eGFR、收缩压、NT-proBNP 水平均有所上升，同时血红蛋白和血细胞比容均相对下降。而上述结果均与双盲药物治疗启动后的前 12 周内所观察到的随访结果截然相反。这可能与恩格列净等 SGL-2 抑制剂与钠氢交换体 3（NHE3）抑制剂对近端肾小管的持续性抑制作用相关。当停止应用 SGLT-2 抑制剂时，其对近端肾小管的抑制所引起的远端肾小管代偿性调节作用将更为显著，而这种短期的"反弹"效应或进一步"放大"了恩格列净组患者停药后各临床指征的变化幅度。无论药物机制如何，该研究结果表明，心力衰竭患者长期接受恩格列净治疗后不会对其产生耐受性，且即便是短期停药也可能引发不良临床结局。

（中国医学科学院阜外医院　曹芳芳）

（四）2023ESC HEART-FID 研究及相关荟萃分析：HFrEF 合并缺铁患者静脉补铁能否带来获益？

2023ESC 科学会议发布的 HEART-FID 研究发现：对于射血分数降低的心力衰竭（HFrEF）合并缺铁的患者，静脉补充羧基麦芽糖铁（FCM）治疗并未达到主要疗效终点；FCM 并不能显著降低合并铁缺乏的 HFrEF 门诊患者的全因死亡率、因心力衰竭住院率及 6 分钟步行距离（6MWD）改善情况。同期发表了包括 HEART-FID 研究在内的 3 项随机、安慰剂对照的 FCM 试验数据（CONFIRM-HF、AFFIRM-AHF 和 HEART-FID）的荟萃分析结果显示：与安慰剂组相比，FCM 能降低心血管住院及心血管死亡的复合终点，并显著降低因心力衰竭或心血管原因住院的风险，但对生存率没有影响。

【研究背景】

铁缺乏在心力衰竭患者中较为常见（30%～80%），且与死亡率和住院率增加相关。既往研究表明，羧基麦芽糖铁（FCM）可改善合并铁缺乏的心力衰竭患者的症状、生活质量和运动耐力。早先的一些 RCT 研究先后证实了 HFrEF 合并缺铁患者，补铁治疗可以显著改善生活状态，缓解心力衰竭症状。然而，后续的 IRONMAN 研究证明，与常规治疗相比，异麦芽糖酐铁没有显著减少主要终点事件（心力衰竭住院和心血管死亡）。此后，FERFIMM-AHF 研究在急性心力衰竭入院的缺铁患者中证明，羧基麦芽糖铁可以显著降低主要终点事件（$HR=0.76$，95% CI 0.58～1.00；$P=0.047$），并改善患者症状（$P=0.05$）。因此心力衰竭患者补铁治疗对于临床事件的影响还需要进一步证实。在 2023ESC 上发表的 HEART-FID 研究及其荟萃分析结果对此进行了解答，并同步发表于《新英格兰医学杂志》上。

【研究方法】

HEART-FID 研究在 14 个国家 281 个中心纳入了 3065 例患者，平均年龄 69 岁，34% 为女性，包括贫血和非贫血患者。参与者按 1：1 的比例随机分配到静脉注射 FCM 组或安慰剂组，同时接受常规心力衰竭治疗。在第 0 天和第 7 天给药，并根据铁指数和血红蛋白水平每 6 个月给药一次。主要终点为 12 个月时的全因死亡率、因心力衰竭住院率及 6 个月时 6MWD 较基线变化情况的复合事件结局。关键次要终点是随访期间首次因心力衰竭住院或心血管死亡的时间，其他次要终点包括心血管死亡。

荟萃分析汇总了 3 项随机、安慰剂对照的 FCM 试验数据（CONFIRM-HF、AFFIRM-AHF 和 HEART-FID），共 4501 例伴铁缺乏的左心室射血分数降低或轻度降低的心力衰竭患者，随机分配到 FCM 组（n=2251）或安慰剂组（n=2250），平均年龄为 69 岁，63% 为男性，平均 LVEF 为 32%，平均随访 52 周。荟萃分析共包含 2 个主要疗效终点：①总体心血管住院及心血管死亡的复合终点；②总体心力衰竭住院及心血管死亡的复合终点。关键次要终点为复合终点的各个组成部分。

【研究结果】

1. HEART-FID 研究　在 12 个月时，FCM 组和安慰剂组分别有 131 例（8.6%）和 158 例（10.3%）患者死亡，分别有 297 例和 332 例患者因心力衰竭住院。与基线相比，6 个月时 FCM 组和安慰剂组患者的 6MWD 平均变化分别为（8±60）m 和（4±59）m。在主要终点事件的复合结局方面，与安慰剂相比，FCM 组患者的胜率为 1.10（P=0.019），但未达到预先设定的显著水平（P=0.01）。

在关键次要终点方面，与安慰剂组相比，FCM 组患者的事件发生率略降低（17.3 次 / 百人·年 vs 16.0 次 / 百人·年），风险比（HR）为 0.93（95% CI 0.81 ～ 1.06）。

在心血管死亡方面，FCM 组与安慰剂组的 HR 为 0.86（95% CI 0.72 ～ 1.03）。

对 6MWD 变化的预先设定分析显示，与安慰剂组相比，FCM 组患者步行距离改善≥ 10m 或 20m 的发生率增加 20%。其中，6 个月时改善≥ 10m 的比值比（OR）为 1.24（95% CI 1.08 ～ 1.44），6 个月时改善≥ 20m 的 OR 为 1.27（95% CI 1.09 ～ 1.49）。

2. 荟萃分析　与安慰剂相比，FCM 治疗可显著降低总体心血管住院及心血管死亡的主要复合终点，相对危险度（RR）为 0.86（95% CI 0.75 ～ 0.98；P=0.029）。总体因心力衰竭住院及心血管死亡的主要复合终点呈现降低趋势，但未达到显著性水平（RR=0.87；95% CI 0.75 ～ 1.01；P=0.076）。

与安慰剂组相比，FCM 治疗与心血管住院率相对降低 17%（*RR*=0.83；95% *CI* 0.73 ～ 0.96；*P*=0.009），总体因心力衰竭住院率相对降低 16%（*RR*=0.84；95% *CI* 0.71 ～ 0.98；*P*=0.025）。FCM 治疗对死亡率没有影响。

亚组分析显示，在进行 FCM 治疗时，转铁蛋白饱和度（TSAT < 15%）较低的患者在心血管住院或心血管死亡的复合终点方面获益更大（交互 *P*=0.019）。

【评论】

对于射血分数降低的心力衰竭（HFrEF）合并缺铁的患者，静脉补铁（主要是羧基麦芽糖铁针剂）治疗的临床循证之路可谓是充满坎坷。早期的临床研究提出了此类患者补铁的各种益处，以至于本次 ESC 公布的《2023 年欧洲心力衰竭指南》建议对 HFrEF 或 HFmrEF 且缺铁的患者给予静脉铁剂治疗，可以显著改善症状和生活质量（Ⅰ，A），并显著降低心力衰竭住院的风险（Ⅱa，A）。然而，就在同一天 ESC 热线专场二会议中公布的 Heart-FID 研究——迄今为止最大的关于静脉补铁治疗心力衰竭的研究，在补铁治疗带来的心血管硬终点获益方面，又显示了阴性的结果。这必然会引起公众对补铁治疗展开激烈的讨论。

HEART-FID 研究主要研究者杜克大学医学院的医学博士 Robert J. Mentz 提到：所有证据都表明，静脉补铁能带来临床获益，不能只着眼于 *P* 值，而应该看到所有相关研究中发现的实际临床获益。ESC 热线会议主持人英国格拉斯哥大学的医学博士 John McMurray 则认为：在心力衰竭的补铁问题上，HEART-FID 研究"把水搅浑了一点"。他指出 HEART-FID 研究和荟萃分析数据的初步结果表明，静脉注射铁对第一年心血管死亡／心力衰竭住院治疗有一定的益处，但在长期随访中，这种益处不太明显。这需要进一步研究明确原因，有可能是统计学上的原因，也可能是长期重复给药影响结果。先前的几项关于静脉补铁治疗心力衰竭的研究已经报告了在生活质量和运动能力方面明显令人信服的益处，但由于很难生产静脉补铁的安慰剂，因此这些结果存在一些不确定性。

John McMurray 提到："因此，如果能在更硬的终点上对这些益处有更多的证实，那就太好了。但即使在 HEART–FID 研究中，并没有得出明显获益的结果，在 6 分钟步行距离上补铁治疗也只有很小的、不显著的益处。"

任何一种新的治疗方法都需要大量循证医学证据去不断验证，针对心力衰竭患者补铁治疗仍需更多的研究去证实。结合目前已有的证据，在临床实践中，如果遇到 HFrEF 合并缺铁的患者，从改善症状、生活质量和减少心力衰竭入院的角度，可以考虑补铁治疗的方案。

（首都医科大学附属北京安贞医院 蒋志丽

曾亚平 魏路佳）

（五）2023ESC PUSH–AHF 研究：
早期评估尿钠有利于急性心力衰竭患者利尿剂调整

ESC 指南建议早期和重复评估急性心力衰竭患者的尿钠，以引导利尿剂治疗。但迄今为止，能显示这种方法有效性的数据非常有限且非随机。

根据格罗宁根大学医学中心的首席研究员 Jozine ter Maaten 博士在 2023ESC 科学会议的热线会议专场上发表的最新研究报告，有一种实用的排钠引导的利尿方法可以显著增加急性心力衰竭患者的 24 小时尿钠排泄，而不影响全因死亡率或心力衰竭再住院治疗率。

【研究方法】

PUSH–AHF 试验研究了排钠引导的利尿剂治疗对急性心力衰竭患者的尿钠排泄和临床结局的有效性，并提供了关于这种拟议的个性化治疗方法的首次随机数据。研究纳入了需要静脉注射袢利尿剂治疗的成年急性心力衰竭患者。纳入和排除标准有意扩大，以纳入目前具有代表性的全类型的急性心力衰竭人群。

使用电子健康病例将患者以 1 ∶ 1 的比例随机分配到排钠引导的利尿剂治疗组或标准护理组。在排钠利尿组中，在起始静脉袢利尿剂后的第 2、6、12、18、24 和 36 小时测定现场尿钠。因此，如果反应不足［尿钠低于 70mmol 和（或）利尿低于 150ml/h］，则使用预先指定的方法逐步加强利尿治疗。医生不知道标准护理组的尿钠水平，以防止治疗组之间的交叉。该研究有两个主要终点，每个终点的 P < 0.025 被认为具有统计学意义：① 24 小时尿钠排泄；② 180 天时全因死亡率或心力衰竭再住院的复合终点。

【研究结果】

该研究于荷兰格罗宁根大学医学中心共招募了 310 例患者。患者的中位年龄为 74 岁，45% 为女性。和标准护理组相比，排钠引导的利尿组前 24 小时排钠量明显高于标准护理组［分别为（409±178）mmol 和（345±202）mmol；P=0.0061］。排钠引导利尿组［46 例（31%）］和标准护理组［50 例（31%）］在发生全因死亡或 180 天首次心力衰竭再住院事件的复合终点方面无显著差异（OR 0.92；95% CI 0.62 ~ 1.38；P=0.6980）。关于次要终点，排钠引导治疗组的 48 小时尿钠排泄［（653±249）mmol vs （575±290）mmol；P=0.0241］和 24 小时尿量｛3900［四分位距（IQR）3200 ~ 4945］vs 3330（IQR）2510 ~ 4500］ml；P=0.0053｝，以及 48 小时尿量［6655（IQR 5401 ~ 7824）vs 5915（IQR 4600 ~ 7400）ml；P=0.0140］增加。排钠利尿组（IQR 5 ~ 9 天）与标准护理组（IQR 5 ~ 10 天；P=0.1436）的住院时间无显著差异。排钠引导的利尿治疗组的安全性与标准治疗相似，并且在预先指定的肾脏安全性终点或肾功能恶化方面没有差异。

【评论】

研究者表示："该研究证实了这样一个假设，即早期重复评估尿钠并随后调整利尿剂治疗可以产生更好的反应。尽管在这个相对较小的样本量下 180 天的临床结果没有受到影响，但该策略是安全的，并且与标准护理相比不会导致明显的肾脏或电解质紊乱。临床医生应该考虑排钠引导的利尿剂治疗是急性心力衰竭患者个性化治疗方法的第一步,以改善缓解充血。"

(中国医学科学院阜外医院　曹芳芳)

(六)2023ESC QUEST 研究：芪苈强心胶囊可有效改善 HFrEF 患者心血管死亡及心力衰竭住院风险

2023ESC 年会召开期间,南京医科大学第一附属医院李新立教授开展的 QUEST 试验结果正式公布,该研究显示,芪苈强心胶囊联合标准心力衰竭药物治疗可进一步降低射血分数降低的心力衰竭(HFrEF)患者的心血管死亡及心力衰竭住院风险,且表现出良好耐受性。中西医结合理念为慢性心力衰竭(HF)临床管理领域开辟了全新治疗思路,作为我国自主研发的治疗慢性心力衰竭的中成药,芪苈强心胶囊在多项相关临床研究中,均被证实可有效缓解心力衰竭症状、改善心脏重构,而此次公布的 QUEST 试验进一步明确了其在 HFrEF 患者群体中的良好安全性和有效性,为芪苈强心胶囊联合标准心力衰竭药物治疗策略的临床应用再添一项强有力的循证证据支持。

【研究背景及目的】

芪苈强心胶囊属于中药复方制剂,其主要由黄芪、人参等 11 种中草药制成。既往已有研究结果显示,芪苈强心胶囊可有效降低 N 端原 B 型钠尿肽(NT-proBNP)水平,并可通过与标准心力衰竭治疗策略联合应用,起到进一步改善 HFrEF 患者心力衰竭症状的临床效用。此外,芪苈强心胶囊在改善心肌纤维化和心脏重构方面的作用也在相关研究中得到证实。为明确该药物的安全性和有效性,QUEST 试验对 HFrEF 患者接受芪苈强心胶囊治疗后主要心力衰竭事件发生率进行了探索。该试验于中国 133 家中心内开展。

【研究方法】

QUEST 试是一项前瞻性、随机、双盲、安慰剂对照、多中心试验，纳入标准为左心室射血分数（LVEF）≤ 40%、NT-proBNP ≥ 450pg/ml 且入组前已持续接受为期至少 2 周的标准化基础药物治疗的成年 HFrEF 患者，以 1 ∶ 1 比例随机分配至标准基础药物治疗联合芪苈强心胶囊组（每次 4 粒，每日 3 次）和安慰剂组。试验观察周期为 12 ～ 36 个月，主要终点为心血管死亡和心力衰竭住院的主要不良心血管事件复合终点（MACE），次要终点为全因死亡、次要复合终点、心血管死亡、心力衰竭住院和 NT-proBNP 水平降幅。

【研究结果】

该试验共纳入 3110 例患者，芪苈强心组和安慰剂组各有 1555 例患者。基线特征显示，纳入患者的平均年龄为 62 岁，72% 为男性，平均 LVEF 为 32%，中位 NT-proBNP 为 1730.80pg/ml。在中位随访 18.3 个月期间，芪苈强心组的 MACE 发生率较之安慰剂组显著更低 ［389 例（25.02%）vs 467 例（30.03%），风险比（HR）0.78；95% 置信区间（CI）0.68 ～ 0.90；$P < 0.001$］。此外，与安慰剂组相比，芪苈强心组在主要终点的各组成部分中，均取得显著降低（心力衰竭住院：HR 0.76，95% CI 0.64 ～ 0.90，$P=0.002$；心血管死亡：HR 0.83，95% CI 0.68 ～ 0.996，$P=0.045$）。通过对预先指定的各亚组数据［缺血性病因，肾素 - 血管紧张素 - 醛固酮抑制剂（RAASI）+β 受体阻滞剂 + 醛固酮受体拮抗剂（MRA），基线血管紧张素受体脑啡肽抑制剂（ARNI）］进行分析，可见芪苈强心在主要终点事件方面所具有的临床获益于各亚组间也有所体现。在次要终点方面，芪苈强心组的基线至 3 个月随访期间 NT-proBNP 降幅较安慰剂组更大 ［-444.00（四分位距 -1401.00 ～ 85.00）vs -363.00（四分位距 -1280.00 ～ 183.00），$P=0.047$］，这一发现与既往试点试验结果一致。在安全性终点方面，两组间的全因死亡率并无明显统计学差异 ［芪苈强心组 221 例（14.21%）vs 安慰剂组 262 例（16.85%）；HR 0.84，95% CI 0.70 ～ 1.01；$P=0.058$］。此外，芪苈强心胶囊表现出了良好耐受性，两组在胃肠

道症状、肾功能恶化、肝酶升高等不良事件发生率方面也无明显统计学差异。

【研究结论】

与安慰剂相比，芪苈强心胶囊可有效降低 HFrEF 患者的心力衰竭住院或心血管死亡发生风险。

【评论】

来自新加坡国家心脏中心的 Carolyn S.P. Lam 教授对 QUEST 研究发表给予了高度评价。她指出，芪苈强心胶囊是在络病理论指导下的创新中药，与现代医学理论有所不同。既往研究显示，芪苈强心胶囊对心力衰竭患者 NT-proBNP 水平降低等各项指标有显著改善，QUEST 研究进一步证实芪苈强心胶囊对硬终点事件降低 22%，QUEST 研究的所有参与中心及研究者都将对该结果倍感欣慰。对芪苈强心胶囊的未来探索之路做出期许，包括进一步明确在指南指导药物治疗（GDMT）（包括 SGLT-2 抑制剂）基础上加用芪苈强心胶囊的治疗效果，芪苈强心胶囊对 GDMT 剂量的影响、与地高辛等其他药物的相互作用，以及芪苈强心胶囊在 HFrEF 的治疗地位、种族/地区用药差别（药学、安全性、耐受性、依从性）、在射血分数轻度降低的心力衰竭（HFmrEF）/射血分数保留的心力衰竭（HFpEF）中的治疗价值等。

（中国医学科学院阜外医院　曹芳芳）

（七）2023ESC STEP-HFpEF 研究：司美格鲁肽有利于改善射血分数保留的心力衰竭患者心力衰竭症状

2023ESC 科学会议发布的 STEP-HFpEF Ⅲ期临床研究结果达成了研究设计预设的主要终点和所有的确证性次要终点——在射血分数保留的肥胖心力衰竭患者中，与安慰剂相比，司美格鲁肽可显著改善心力衰竭症状，改善运动功能，减轻体重及改善代谢炎症状态。

【研究背景及目的】

心力衰竭是多种心血管疾病的终末阶段。近年来，国内外各大指南共识根据左心室射血分数（LVEF）将心力衰竭分为三类：射血分数降低的心力衰竭（HFrEF）、射血分数轻度降低的心力衰竭（HFmrEF）和射血分数保留的心力衰竭（HFpEF）。大多数心力衰竭流行病相关研究数据显示心力衰竭患者中 HFpEF 的比例接近 50%，且 HFpEF 发病率呈上升趋势，HFpEF 患者死亡率和再住院率与 HFrEF 相当。而且 HFpEF 患者女性居多，年龄更大，合并症更常见，健康相关生活质量更差。肥胖相关 HFpEF 是 HFpEF 的重要临床表型，美国约 80% 的 HFpEF 患者合并超重/肥胖。目前指南/共识均推荐对 HFpEF 进行有效的体重管理以改善肥胖相关 HFpEF 患者的功能状态和生活质量，但还没有治疗方法被批准用于治疗与肥胖相关的射血分数保留的心力衰竭。

GLP-1RA 是一种新型的心血管代谢药物，既往研究显示，部分 GLP-1RA 可显著改善合并 2 型糖尿病（T2DM）的心血管疾病高风险/确诊心血管疾病患者的主要不良心血管事件风险，且独立于降糖作用。在超重/肥胖患者中（不论是否合并 T2DM），既往研究表明司美格鲁肽 2.4mg 可以显著达到临床心血管获益的体重降低（体重较基线下降≥10%），还可以改善多种 HFpEF 合并症，即降低血压、降低血糖、改善炎症状态等，进而有望改善 HFpEF 患者的结局。

【研究方法】

STEP-HFpEF 研究是一项国际多中心（13 个国家，83 个入选单位）、随机、双盲、平行、安慰剂对照、Ⅲ期临床试验，旨在探索司美格鲁肽 2.4mg 或安慰剂连续给药 52 周对肥胖相关 HFpEF 患者体重和堪萨斯城心肌病调查问卷临床汇总评分（KCCQ-CSS）的影响。

主要终点：从基线到 52 周，KCCQ-CSS 和体重的平均变化。确证性次要终点：从基线到 52 周，6 分钟步行试验（6MWD）变化、复合终点的赢率分析、C 反应蛋白的变化。

【研究结果】

研究共纳入 529 例患者，为不同种族人群，平均年龄 69 岁（62～75 岁），56.1% 为女性。体重中位值 105.1kg，体重指数（BMI）中位值 37kg/m^2，腰围中位值 119.4cm，NT-proBNP 中位值 452.4pg/ml，LVEF 中位值 57.0%，KCCQ-CSS 中位值 58.9 分，6MWD 中位值 320.0m，NYHA 心功能分级为 Ⅱ 级（66.2%）或 Ⅲ～Ⅳ 级（33.8%）。基线时，患者有不同程度的心力衰竭相关症状、体力活动受限等临床表现，并接受适当的 HFpEF 及合并症治疗［β 受体阻滞剂（79%）、钠-葡萄糖协同转运蛋白-2 抑制剂（SGLT-2）（3.6%）、利尿剂（80.7%）、血管紧张素转化酶抑制剂/血管紧张素 Ⅱ 受体拮抗剂/血管紧张素受体脑啡肽酶抑制剂（ACEI/ARB/ARNI）（80.2%）以及盐皮质激素受体拮抗剂（MRA）（34.8%）］。

STEP-HFpEF 研究达成了研究设计预设的主要终点和所有的确证性次要终点。

主要终点：中位随访 52 周，司美格鲁肽 2.4mg 较安慰剂显著提高 KCCQ-CSS［16.6 分 vs 8.7 分，估计治疗差异（ETD）为 7.8 分，95% CI 4.8～10.9，$P < 0.001$］。从基线到 52 周，司美格鲁肽 2.4mg 较安慰剂显著降低肥胖相关 HFpEF 患者的平均体重［13.3% vs 2.6%，ETD 10.7%，95% CI -11.9～-9.4，$P < 0.001$］。

关键次要终点：中位随访 52 周，司美格鲁肽 2.4mg 组 6MWD 平均增加 21.5m，安慰剂组增加 1.2m（ETD 20.3m，95% CI 8.6～32.1，$P < 0.001$）。司美格鲁肽 2.4mg 组和安慰剂组超敏 C 反应蛋白（hsCRP）较基线降幅分别为 43.5% 和 7.3%（估计治疗比下降 39%，95% CI 28%～49%，$P < 0.001$）。复合层级终点的赢率分析中，司美格鲁肽 2.4mg 的疗效显著优于安慰剂组（分层赢率 1.72，95% CI 1.37～2.15，$P < 0.001$）。

支持性次要终点：与安慰剂组对比，司美格鲁肽 2.4mg 组降低收缩压（SBP），缩小腰围，提高 KCCQ-OSS 评分。

探索性终点：司美格鲁肽组较安慰剂组显著降低 NT-ProBNP 水

平［20.9pg/ml vs 5.3pg/ml, 比值比（*OR*）0.84, 95% *CI* 0.71 ～ 0.98］。此外, 司美格鲁肽组出现 1 例心力衰竭住院或急诊就诊事件, 而安慰剂组出现 12 例［*HR* 0.08, 95% *CI* 0.00 ～ 0.42］。

安全性终点：司美格鲁肽组和安慰剂组严重不良事件的发生率分别为 26.7% 和 13.3%（*P* < 0.001）。整个研究随访过程中, 司美格鲁肽组的主要不良事件（AE）为消化道反应。司美格鲁肽总体安全性良好, 与既往的使用经验一致。

在 *Nature Medicine* 杂志上发表的关于 STEP-HFpEF 研究数据的事后分析显示：司美格鲁肽在不同肥胖分级（BMI 30.0 ～ 34.9kg/m², 35.0 ～ 39.9kg/m² 和 ≥ 40kg/m²）的 HFpEF 患者中, 对 KCCQ-CSS 评分、6MWD 和 hsCRP 的改善显示出一致获益（*P* > 0.05）。司美格鲁肽在不同体重降低水平（< 5%、5% ～ 10%、10% ～ 15%、15% ～ 20%、≥ 20%）的 HFpEF 患者中, 对 KCCQ-CSS 评分、6MWD 和 hsCRP 的改善显示出一致获益（*P* > 0.05）。

【评论】

STEP-HFpEF 研究是 HFpEF 治疗领域的突破性进展, 也是胰高糖素样肽 -1 受体激动剂（GLP-1RA）类药物在心血管治疗方向的新探索。它是全球第一个针对肥胖相关 HFpEF 患者且达到临床终点的临床研究, 结果表明在此类患者中司美格鲁肽不仅可以有效进行体重管理, 还可以改善多种心血管风险因素、炎症状态及体力状态, 提高患者生活质量。

在 HFrEF 治疗中获益的药物大多数并未在 HFpEF 人群中产生益处。目前认为产生这种情况的主要原因之一是 HFpEF 患者合并多种代谢疾病, 而用于 HFrEF 治疗的药物主要是通过降低心脏负荷和改善神经体液管理患者。STEP-HFpEF 研究数据显示, 司美格鲁肽显著降低肥胖相关 HFpEF 患者的体重及改善炎症状态。此前的 STEP 系列研究也证实司美格鲁肽改善多种心血管代谢风险因素。其他临床前研究也证实司美格鲁肽具有降低心外膜脂肪含量的作用。提示司美格鲁肽对 HFpEF 的干预不同于既往降低心脏负荷和改善神经体液的疗法，而是针对 HFpEF 致病的上游代谢风险因素的管理。那么，仅体重管理是否可以改善 HFpEF 患者病情？既往研究显示严格限制热量摄入获得的单纯体重降低（平均 13kg）并未改善患者心脏舒张功能。即高 BMI 的心力衰竭患者预后较好，减重反而带来不利影响（心力衰竭悖论），而 STEP-HFpEF 研究结果成为打破"心力衰竭悖论"的有利论据。

此外，左心室内压增高是 HFpEF 的典型标志，那么，司美格鲁肽是否可以降低左心室内压？STEP-HFpEF 研究中 NT-proBNP 的中位水平为 451pg/ml，随访 52 周，司美格鲁肽组 NT-proBNP 水平较安慰剂组进一步降低 15%，但研究中患者 BMI 中位值 37.0kg/m²，而 NT-proBNP 水平会随 BMI 升高而降低，因而研究中 NT-proBNP 的实际降低水平可能被低估，提示司美格鲁肽确实具有降低左心室内压的获益。因此可以推断司美格鲁肽这种改善左心室内压的作用是通过改善代谢调控及炎症反应完成而非通过直接作用于心肌细胞。综上所述，HFpEF 或许是一种代谢性疾病，采取代谢风险因素的干预和改善炎症风险的治疗模式十分必要。

SGLT-2 抑制剂和 GLP-1 受体激动剂司美格鲁肽这两种昂贵的药物现在是许多 HFpEF 和肥胖患者的标准治疗药物，这也引起了对患者可及性和可负担性的担忧，目前的研究结果意味着心脏病专家需要习惯开 GLP-1 受体激动剂的处方，但这类药物的处方权限在心脏病医生受到一定限制，还需要相关部门更多的关注。

（首都医科大学附属北京安贞医院　蒋志丽　王成钢）

四、心律失常研究进展

（一）2023ESC ADVENT 研究：脉冲电场消融治疗心房颤动有效性及安全性不劣于标准消融

2022ESC 科学会议发布了 ADVENT 研究结果：脉冲电场消融（PFA）系统与标准消融（射频或冷冻消融）用于治疗阵发性心房颤动（房颤）的有效性和安全性比较，结果不劣于标准消融，达成其主要有效性终点和主要安全性终点。

【研究背景及目的】

脉冲电场消融（PFA）系统采用一种非热疗法，通过电场选择性消融心房颤动（AF）患者的心脏组织。这种消融方法更安全，只选择作用于心脏细胞，减少了对食管和膈神经的损害。该研究是波士顿科学首个直接比较 FARAPULSE PFA 系统与标准消融（射频或冷冻消融）用于治疗阵发性房颤的有效性和安全性的随机对照研究。研究结果在欧洲心脏病学会科学会议（2023ESC）上发布，并同时发表在《新英格兰医学杂志》上。

本研究目的是比较 PFA 系统与标准消融（射频或冷冻消融）用于治疗阵发性房颤的有效性和安全性。

【研究方法】

纳入 607 例阵发性房颤患者，随机分配到热能消融（射频或低温球囊）组或脉冲电场消融（PFA）组，均进行肺静脉隔离消融。主要疗效终点是主要安全终点定义为术后 7 天内与器械和操作相关的急性和慢性严重不良事件。研究者采用了复杂的统计学方法：使用贝叶斯分析方法对疗效和安全性终点进行非劣效性检验。

【研究结果】

在随访的 12 个月中，PFA 组单次手术后无口服抗心律失常用药情况下的治疗成功率为 73.3%，热能消融组为 71.3%，达到其主要有效性终点。

主要安全性终点达成：两组不良事件发生率均较低，PFA 组为 2.1%（6 例事件），热能消融组为 1.5%（4 例事件）。

研究的次要安全终点结果显示，PFA 系统具备优效性，PFA 组消融术后 3 个月的肺静脉缩窄程度（0.9%）显著低于热能消融组（12%）。

在消融时间方面，PFA 系统的消融时间（29.2 分钟 ±14.3 分钟）显著低于热能消融组（50.0 分钟 ±24.6 分钟），且变异性更低。

【评论】

该项研究的主要研究者，纽约西奈山医院的电生理学家 Vivek Reddy 博士表示："在这项研究中，FARAPULSE PFA 系统的整体临床表现非常出色，尤其是较高的无房性心律失常复发率和极低的安全性事件发生率，考虑到研究设计和监测方案的严谨性，这些结果非常出色。结合前期欧洲的大量数据，这些备受瞩目的结果巩固了 PFA 治疗作为消融治疗首选方案的地位。"

但也有学者认为 ADVENT 的结果并不令人满意。两组消融成功率相似，ADVENT 研究者宣布 PFA 不低于标准消融。这很难成为令人激动的理由，特别是因为他们选择的非劣等性的边际是极其宽松的（按绝对值计算为 15%）。PFA 并没有打破我们在房颤消融成功率上的 20 年平均值，仍然在 75% 左右徘徊。虽然两组的严重不良事件发生率相似，但只有两例心脏压塞，其中一例死亡，发生在 PFA 组。更重要的是，PFA 被认为是心脏选择性的，安全性会更好，但 PFA 组也有导致膈神经损伤的病例。另外，PFA 操作时在左心房会形成大量气泡，因此脑 MRI 成像是一个重要的数据点，PFA 组 33 例患者中有 3 例出现了无症状 MRI 脑病变，而热疗组的 37 例患者中没有一例。这些统计数值太少了，无法得出确切结论，但可以肯定的是，我们应该进行更多的相关研究。PFA 的另一个缺点是，如果发现房颤患者有另一种心律失常，如心房扑动或室上性心动过速，操作者必须使用另一根导管。这将增加手术的费用。两组均有超过20% 的患者需要进一步消融心房扑动。

PFA 相比传统消融可能是一个更快、更简单的过程。ADVENT 的平均 PFA 手术时间为 100 分钟，对于手术经验丰富的消融术者来说这种时间优势有限。ADVENT 这样的早期研究使用的是第一代工具，现在还有许多设备公司正在开发 PFA 设备。FARAPULSE PFA 系统于 2021 年获得 CE 认证，相信后期还会有更好的产品被研发出来。

（首都医科大学附属北京安贞医院　蒋志丽
叶　明　孙晓冬）

（二）2023ESC ARREST 研究：非 ST 段抬高的心搏骤停患者转运至心搏骤停中心并未减少死亡率

2023 年 ESC 科学会议发布的 ARREST 研究发现：院外心搏骤停经抢救复苏的非 ST 段抬高的成年患者，通过救护车迅速转运到心搏骤停中心与转运到最近的急诊科相比，并未减少死亡率。

【研究背景】

院外心搏骤停（OHCA）患者的治疗一直是公共卫生策略的巨大挑战。这些患者的发病时间、地点、人群特征等具有极大的随机性，其救治成功率与发病的时空条件具有很大关联，对公共卫生资源的投入和分配机制也是巨大考验。观察性研究显示，复苏后的存活率存在显著的区域差异；同时，既往荟萃分析的数据表明，将患者在心搏骤停后送往心搏骤停中心可以提高生存率，可能归因于心搏骤停中心具有更多的救治经验和相关支持设备（低温、循环支持及心导管室等）。但尚未有随机对照研究验证上述结果。

【研究方法】

ARREST 研究共计纳入 862 例复苏后恢复自主循环，且心电图

为非 ST 段抬高的心搏骤停患者；由救护车服务中心的护理人员按
1 : 1 比例随机分配到心搏骤停中心或者就近医院采用标准护理处
置。随访中心搏骤停中心组有 17 例参与者退出，标准护理组有 18
例参与者退出，最终每组分别有 414 例参与者和 413 例参与者被纳
入意向治疗人群。

【研究结果】

心搏骤停中心组 414 例患者中有 8 例（2%）和标准治疗组 413
例患者中有 3 例（1%）发生严重不良事件，均未被认为与试验干预
有关。每组中约 60% 的患者能确定为心脏原因导致心搏骤停，其中
约 42% 是冠状动脉原因，33% 是心律失常，17% 是心肌病。心搏骤
停中心组从心搏骤停到到达医院的中位时间为 84 分钟，标准护理组
为 77 分钟。

主要终点 30 天死亡率显示，两组间并无显著性差异（63% vs
63%，RR 1.0；95% CI 0.90 ～ 1.11，P=0.96）；同时，次要终点中 3
个月死亡率、神经功能评分结局均无显著性差异。在进一步的亚组
分析中显示：在心搏骤停中心的治疗，使年龄＜ 57 岁的患者 30 天
全因死亡率降低（RR 0.76，95% CI 0.60 ～ 0.97；P=0.0029）；然而，
就 30 天全因死亡率而言，标准护理似乎有利于 57 ～ 71 岁的患者。

因此，基于 ARREST 研究，非 STEMI 心搏骤停患者复苏后转运
至心搏骤停中心策略没有显示出生存益处。

【评论】

心搏骤停一直是临床最难处置的急性状况之一，其发病具有极
大的不确定性，难以预测，且预后很差。因为情况紧急，相关的临
床研究难以展开，ARREST 研究是当前唯一针对非 ST 段抬高的心搏
骤停复苏后转运策略的大规模随机对照研究，该研究结果不支持非
STEMI 心搏骤停患者复苏后转运至心搏骤停中心的策略。原因之一
可能是去往心搏骤停中心的转运时间更长，抵消了部分救治水平的
获益。

需要注意的是，研究中非 ST 段抬高的心搏骤停患者具有很大的

异质性，包括较高比例的原发性心肌病和心律失常患者，同时有接近 40% 患者无法明确心搏骤停原因。因此，对非 ST 段抬高心搏骤停患者的病因细分和高危因素的识别可能有助于未来决策的实施，例如可除颤的心律失常、入院前未恢复自主循环、ST 段抬高等因素在荟萃分析显示了心搏骤停中心的治疗获益，但本研究样本量不足以支撑多因素分析。同时，需要注意该研究在伦敦及其周边地区开展，具有完善的基础医疗设施和便捷的转运途径，其结论的推广可能需要结合不同地区的具体医疗资源分布情况。

（首都医科大学附属北京安贞医院　蒋志丽

张新勇　张慧敏）

（三）2023ESC CASTLE-HTx 研究：导管消融治疗心房颤动终末期心力衰竭患者安全有效

2023 年 ESC 科学会议发布的 CASTLE-HTx 研究发现：对于心房颤动终末期心力衰竭患者而言，与药物治疗相比，导管消融术安全可行，可降低死亡率、紧急心脏移植或左心室辅助装置（LVAD）植入率。通过对比 6 个月与 12 个月随访时左心室功能和房颤负荷变化，CASTLE-HTx 研究成功揭示了导管消融在增加射血分数、降低房颤负荷方面的显著临床获益。

【研究背景】

很多心房颤动终末期心力衰竭的患者合并有症状性房颤。导管消融在症状性心房颤动和终末期心力衰竭患者中的作用尚不明确。

【研究方法】

CASTLE-HTx 研究是一项单中心、开放标签研究，共纳入 194 例心房颤动终末期心力衰竭患者，1∶1 随机分为房颤导管消融组和药物治疗组（心率或节律控制）。并进行基线对比 6 个月、12 个月的左心室功能和房颤负荷变化。主要终点：任何原因导致的死亡、植入左心室辅助装置或紧急心脏移植组成的复合终点。次要终点：

包括主要终点的各个组成部分，心血管原因的死亡，6 个月和 12 个月时的左心室射血分数和房颤负荷的变化。

【研究结果】

对比两组试验数据显示，导管消融组的 97 例患者中的 81 例（84%）以及药物治疗组 97 例患者中的 16 例（16%）接受了导管消融，总体中位随访时间 18 个月。根据意向性治疗分析原则，导管消融联合药物治疗的主要终点事件发生率显著低于药物治疗组［8 例（8%）vs 29 例（30%）；*HR* 0.24；95% *CI* 0.11 ~ 0.52；*P* < 0.001］。

次要终点方面，消融组和药物治疗组分别有 6 例（6%）和 19 例（20%）发生全因死亡率（*HR* 0.29；95% *CI* 0.12 ~ 0.72）。消融组和药物治疗组分别有 1 例（1%）和 10 例（10%）植入 LVAD（*HR* 0.09；95% *CI* 0.01 ~ 0.70）。

CASTLE-HTx 试验研究在左心室功能和房颤负荷在基线对比 6 个月、12 个月时左心室射血分数增加 8%，房颤负荷减少 50%，并且房颤消融对于心房颤动终末期心力衰竭患者是安全有效的。

在房颤终末期心力衰竭患者中，与单独药物治疗相比，导管消融联合指南指导的药物治疗能降低全因死亡、植入左心室辅助装置或紧急心脏移植的发生。

【评论】

导管消融通过对心肌电基质的直接改良，破坏心律失常的产生和维持机制，从而起到治愈心律失常的作用；同时，导管消融通过对患者的左心房顶部、左心房底部和二尖瓣峡部位置进行多点射频消融，使其维持正常的窦性心律，从而显著改善了患者的心功能状况。

CASTLE-HTx 研究的结果提示终末期心力衰竭患者，房颤是心力衰竭恶化的一个重要危险因素，且可以通过导管消融纠正，使心力衰竭患者病情趋于稳定。该研究主要研究者 Christian Sohns 教授认为，虽然房颤导管消融可以降低终末期心力衰竭患者的死亡率，但由于心脏移植等待期间患者有较高的死亡率，CASTLE-HTx 研究结果并不能解读为行房颤导管消融终末期心力衰竭患者的心脏移植时机可以被延迟。对于有心脏移植指征或已在等待心脏移植的终末期心力衰竭合并房颤患者，个体化评估和治疗具有重要临床意义，在有经验的中心房颤导管消融是非常有价值的一线治疗方法。

（首都医科大学附属北京安贞医院　蒋志丽

武文峰　金彦彦）

（四）2023ESC COP-AF 研究：秋水仙碱预防胸外科大手术后围手术期心房颤动

2023ESC 年会期间，麦克马斯特大学 David Concen 教授分享了"秋水仙碱预防胸外科大手术后围术期房颤"（COP-AF）研究结果，揭示了围手术期心房颤动（POAF）和非心脏手术后的心肌损伤（MINS）中，秋水仙碱对其主要结局发生率影响的结果。

【研究背景及目的】

围手术期心房颤动和非心脏手术后的心肌损伤是手术后的常见并发症，两种疾病的发病机制与炎症有关，而这些炎症可导致器官损伤，秋水仙碱作为抗炎药物，有助于保护器官免受炎症损伤，COP-AF 试验做出了秋水仙碱可降低接受重大非心脏胸外科手术的患者 POAF 和 MINS 并发症发生率的假设。

【研究方法】

研究设计：COP-AF 是一项国际性、双盲、随机试验，试验涉及 11 个国家约 40 个中心，入组 3209 例患者按 1 ：1 随机分配到秋水仙碱组或安慰剂组。秋水仙碱组手术前 4 小时内口服 0.5mg 秋水仙碱，安慰剂组同剂量进行服用。此后，患者每天 2 次服用秋水仙碱 0.5mg 或安慰剂，且连续 10 天。两组共同主要结果是临床上重要的围手术期心房颤动（包括心房扑动）和 14 天随访期间的非心脏手术后心肌损伤。主要的安全性结果是脓毒症合并感染及非感染性腹泻。入选标准：年龄≥ 55 周岁，性别不限，且接受过全身麻醉的非心脏胸外科大型手术。排除标准：有房颤病史、秋水仙碱禁忌证（例如严重肾功能障碍）。

【研究结果】

临床上严重房颤诊断标准是导致心绞痛、心力衰竭、症状性低血压，或需药物控制的心率、抗心律失常药及电复律进行治疗，本研究选择诊断标准是因为其与预后有极大相关性，也是为了避免在主要结局中增加与临床相关性不确定的短期无症状心房颤动。此外，非心脏手术后心肌损伤诊断标准是出现心肌梗死、术后肌钙蛋白升高或出现心肌缺血。该研究共纳入 3209 例患者，其中，1608 例患者被随机分配至秋水仙碱组评估，1601 例患者被纳入安慰剂组研究中。随访 14 天发现，秋水仙碱组围手术期心房颤动累计发生率为 6.4%，安慰剂组为 7.5%（HR 0.85，95% CI 0.65 ～ 1.10；P=0.22），两组间无统计学差异；同时，秋水仙碱组和安慰剂组中非心脏手术后心肌损伤并发症患者各有 295 例（18.3%）、325 例（20.3%）（HR 0.89，95% CI 0.76 ～ 1.05；P=0.16），两组间未发生存在统计学意义上的差异。另外，结果显示，接受重大非心胸外科手术的患者，使用秋水仙碱后并未显著降低 POAF 和 MINS 的风险。

在 COP-AF 研究次要结果中显示，全因死亡、非致死性 MINS 和非致死性脑卒中复合并发症中，秋水仙碱组累计发生率为 18.7%，安慰剂组为 20.9%（HR 0.88，95% CI 0.75 ～ 1.03；P=0.11）；全因死亡、非致死性心肌梗死和非致死性脑卒中组成中，秋水仙碱组发生比例为 1.3%，安慰剂组发生比例为 1.9%（HR 0.67，95% CI 0.39 ～ 1.17；P=0.16）。非心脏手术后心肌损伤不符合心肌梗死的定义（心肌梗死全球统一定义第 4 版）并发症中秋水仙碱组中占 17.7%，安慰剂组 19.4%（HR 0.90，95% CI 0.76 ～ 1.06；P=0.22）。心肌梗死并发症在秋水仙碱组发生率为 0.8%，安慰剂组发生率分别为 0.9%（HR 0.86，95% CI 0.41 ～ 1.81；P=0.69）。同时，两组安全性结果中显示，脓毒症合并感染并发症，秋水仙碱组和安慰剂组发生率分别为 6.4%、5.2%（HR 1.24，95% CI 0.93 ～ 1.66；P=0.14）。而非感染性腹泻（腹泻没有延长住院时间的中位数，仅导致一次再入院）并发症中秋水仙碱组和安慰剂组发生率分别为 8.3%、2.4%（*HR*3.64，95% *CI* 2.54～5.22；*P*＜0.001）。

该研究中其他相关结果分析，秋水仙碱组和安慰剂组在 MINS 复合临床上重要房颤发生率分别为 22.4%、25.9%（H*R* 0.84，95% *CI* 0.73～0.97；*P*=0.02）。血管性死亡率、非致死性 MINS、非致死性脑卒中和临床上重要房颤的复合并发症中秋水仙碱组和安慰剂组发生率分别为 22.6%、26.4%（*HR* 0.83，95% *CI* 0.72～0.96；*P*=0.01）。

【研究结论】

在接受大型胸外科手术（非心脏手术）的患者中，围手术期使用秋水仙碱并未显著降低具有临床意义的房颤或 MINS 的发生率，但增加了大部分良性的非感染性腹泻的风险。

【评论】

POAF 与 MINS 发病率虽然较低，但也不能低估其真实发病率，该研究结果为临床应用秋水仙碱改善非心脏胸外科大型手术的预后提供了重要循证医学支持。未来仍需要有更多临床研究进一步证实秋水仙碱在预防围手术期房颤与非心脏手术后的心肌损伤并发症的安全性和有效性。

（中国医学科学院阜外医院　曹芳芳）

（五）2023ESC DANPACE II 研究：降低心房起搏比例并不能减少心房颤动发生

【研究背景及目的】

心房起搏比例的增加与心房颤动的发生相关。本研究旨在评估降低心房起搏疗法对窦房结功能障碍患者房颤发病率的影响。丹麦奥胡斯大学医院心内科医学博士 Max Brix Kronborg 进行了一项名为 DANPACE II 的研究，试验结果表明降低心房起搏不会改变窦房结功能障碍（SND）患者相关的心房颤动（AF）的风险，该试验将首次植入起搏器的 SND 患者随机分配到两个起搏项目中的一个。经过 2 年的远程监测随访，从第一台设备检测到持续 6 分钟以上的房颤发作的主要终点没有差异。DANPACE Ⅱ 的研究成果于 2023 年 8 月 28 日在 2023ESC 大会上发表，并同时在线发表在《欧洲心脏杂志》上。

【研究方法】

在全国范围内进行一项随机对照试验，将 540 例患者分为两组，其中 DDDR-60 组患者起搏器设置为基础频率 60 次 / 分，并具有频率适应性起搏功能；DDD-40 组患者起搏器设置为基础频率 40 次 / 分，不具有频率适应性起搏功能。所有患者均接受 2 年的远程监测随访。主要观察终点为首次房颤发作时间超过 6 分钟。次要观察终点包括房颤发作时间延长，安全性终点包括晕厥或晕厥先兆的复合终点。

【研究结果】

DDD-40 组患者心房起搏的中位数百分比为 1%，DDDR-60 组患者为 49%。主要终点事件在两组中各有 124 例患者（风险比 0.97，95% CI 0.76 ～ 1.25，P=0.83）。两组之间超过 6 小时或 24 小时的房颤发生率、持续性房颤发生率以及因房颤电复律的比例均无差异。DDD-40 组患者晕厥或晕厥先兆的发生率较高（风险比 1.71，95%CI 1.13 ～ 2.59，P=0.01）。两组的主要结果曲线基本上是可叠加的。对于持续时间超过 6 小时的 AF 和持续时间超过 24 小时的 AF 的次要结果，在有利于 DDR-60 组的两组中存在适度但渐进的分离。然而，在第一个终点中，P 值没有接近显著性（P=0.35），在第二个终点中仅保持趋势（P=0.08）。当患者按年龄（＞ 73 岁与＜ 73 岁）、性别（女性占患者的 50%）、PR 间期（＞ 150 毫秒与更短）或进入研究前的房颤病史进行分层时，结果没有显著差异；后一组约占试验参与者的 40%。晕厥和晕厥前检查的主要复合安全终点存在组间差异。到 2 年时，DDR-60 组中 13% 的患者经历过此类安全事件，而 DDD-40 组中这一比例为 22%（P=0.01）。

【研究结论】

窦房结功能障碍患者降低心房起搏法并不能降低心房颤动发病率。设置基础频率为 40 次／分且无频率适应性起搏功能可增加晕厥或晕厥先兆的风险。

【评论】

瑞典斯德哥尔摩卡罗琳斯卡研究所心脏病学教授、医学博士 Cecilia Linde 肯定了本研究的研究结果的重要性,他认为,临床治疗过程中尽量减少起搏是有益的,本研究结果可能具有决定性的价值。西班牙马德里拉巴斯大学医院心律失常和电生理研究主任 Jose L. Merino 医学博士对此表示赞同。本研究研究院 Merino 总结道,基于目前的临床数据,起搏对于治疗是没有益处的,尤其在实验组中显示出更高的晕厥和变时功能不全发生率的倾向,降低起搏的使用后晕厥发生的风险是"一个重要发现",但还需要进一步研究明确"最大限度地减少 AF 和晕厥发生的最佳起搏频率"。

(首都医科大学附属北京安贞医院　刘　飞　李　响)

(六)2023ESC FRAIL-AF 研究:衰弱的老年心房颤动患者,由华法林换新型口服抗凝药会增加出血风险

2023 年 ESC 科学会议发布的 FRAIL-AF 研究发现:在年龄 ≥ 75 岁的衰弱房颤患者中,如果将华法林替换为新型口服抗凝药,不仅不会降低血栓栓塞事件发生风险,反而会增加出血并发症风险。

【研究背景】

目前的证据表明,对于大多数房颤患者,新型口服抗凝药(非维生素 K 口服抗凝药)优于华法林(维生素 K 拮抗剂),主要是因为前者可显著降低出血(大出血)风险,在预防脑卒中方面疗效不减。因此,对于服用华法林的房颤患者,目前指南建议考虑改用新型口服抗凝药,尤其是在药物依从性良好的情况下 INR 达标百分比仍不佳的患者。但目前仍有大量的老年房颤患者服用华法林,占所有房

颤患者的 30% ～ 40%。而这些患者中的许多人合并衰弱综合征。衰弱的房颤患者使用华法林是否应该改用新型口服抗凝剂（NOAC）尚不明确。

【研究方法】

FRAIL-AF 研究是一项多中心、开放标签、随机对照优效性研究，该研究于 2018 年 1 月至 2022 年 6 月共纳入 1330 例年龄≥ 75 岁、格罗宁根衰弱指标（GFI）评分≥ 3 分、入组前服用华法林并根据国际标准化比值（INR）调整剂量的房颤患者，随机分入两组。其中一组继续服用华法林（华法林组），另一组将华法林更换为新型口服抗凝药（转换组）。

排除肾小球滤过率＜ 30ml/（min·1.73m²）或有瓣膜性房颤的患者后，两组分别有 662 例和 661 例患者。

【研究结果】

在发生 163 例主要终点事件（转换组 101 例，华法林组 62 例，大出血或有临床意义的非大出血并发症，以先发生者为准）后，根据预先设定的无效性分析，试验因无效而被停止，即并没有观察到转换组的大出血或有临床意义的非大出血事件风险降低。

意向性分析显示，随访 12 个月时，转换组的主要终点事件发生风险较华法林组增加了 69%，其中大出血和有临床意义的非大出血事件风险分别增加 52% 和 77%，而血栓栓塞事件并未显著降低（HR=1.26，95% CI 0.60 ～ 2.61）。

【评论】

FRAIL-AF 研究结果发布后确实让很多心脏病专家感到意外，这项研究填补了目前房颤指南未提及的衰弱房颤患者抗凝推荐的缺口。荷兰格罗宁根大学医学中心的 Isabelle C. Van Gelder 医学博士在讨论时特意提到，值得注意的是这项研究不是在医院进行的，而是在全科医师诊所展开的。和之前房颤口服新型口服抗凝药物的 4 项临床研究不同，FRAIL-AF 研究纳入的受试者平均年龄为 83 岁，而之前这些研究的年龄为 70 ～ 73 岁。衰弱评分在 4 分或以上的患者包括了那些服用 4 种或 4 种以上不同类型药物的患者，以及有记忆力问题，无法在家里走动以及存在视力或听力问题的患者。

在衰弱的老年房颤患者中，NOAC 导致出血风险增加了 69%，这完全出乎心脏病专家们的意料，尤其是在前期临床研究都推荐 NOAC 的基础上。曲线不会立即偏离，而是在转化 3 个月或之后，所以出血风险的增加与转换过程无关，那么为什么会发生这种情况呢？最可能的原因还是衰弱患者合并的基础疾病更多，他们可能口服更多的药物。曾有研究证实同时服用超过 9 种药物的患者与服用 5 种以下药物的患者相比，服用利伐沙班治疗出血的风险更高。前面也提到 FRAIL-AF 研究纳入的受试者平均年龄更大，合并衰弱更严重，口服其他的药物更多，而 NOAC 仍然是相对较新的药物，可能存在未知的药物相互作用。因此对于那些年老体弱长期口服华法林的房颤患者尽量不要换成新型口服抗凝药。

（首都医科大学附属北京安贞医院　蒋志丽
祖晓麟　高玉龙）

（七）2023ESC NOAH-AFNET 6：通过心脏植入性设备观察到推测为心房颤动的患者抗凝治疗无获益

2023ESC 科学会议公布的 NOAH-AFNET 6 试验结果提示，与安慰剂相比，通过植入式设备观察到因心房高频率发作心律失常（AHRE）推测为房颤的患者中，使用艾多沙班抗凝治疗并没有显著降低心血管死亡、脑卒中或体循环栓塞复合终点的发生率，却与更高的出血风险相关。

NOAH-AFNET 6 试验的首席研究员，德国汉堡大学心血管中心医学博士 Paulus Kirchhof 认为，有临床脑卒中风险因素的 AHRE 患者（但没有临床定义的房颤）不需要抗凝治疗，这对患者是一种解脱。该试验结果出乎意料，因为这种心房高频率发作的短暂心律失常看起来像房颤，因此成为抗凝治疗的一个指征。但根据首次针对该人群的随机试验的结果，这些患者不需要抗凝治疗。这项研究同步发表在《新英格兰医学杂志》上。

该试验招募了植入起搏器和除颤器等能够持续监测心房节律的患者。可以用这些设备记录心房的昼夜节律，因此会发现微小的异常。这些患者中约有 20% 会出现心房高频率发作的心律失常（类似于房颤的短暂发作），但发作时间较短。

这些心房高频率心律失常的发生是否证明开始使用抗凝剂是合理的，目前尚不清楚。但这些发作与心电图诊断的房颤有所不同。

试验还发现，参试患者中，尽管 CHA2DS2-VASc 中位评分 4 分，基线时，AHRE 中位发作时间为 2.8 小时，97% AHRE 显示心房率＞200 次 / 分，明显类似于房颤，但脑卒中发生率出乎意料地低。根据这项试验的结果，这些偶尔出现的心房高频率心律失常的发作似乎是良性的，可能与脑卒中无关。这一结果可能对智能手表等检测心律异常的可穿戴设备产生影响。研究者表示，可穿戴技术是为了发现心房高频率心律失常的发作，但应该对可穿戴科技的价值进行更多研究，在考虑对这些患者进行抗凝治疗之前，需要在这一特定患者群体中进行随机试验。

NOAH-AFNET 6 研究是一项事件驱动、双盲、双模拟、随机试验，入选了 2536 例年龄在 65 岁或 65 岁以上的患者，这些患者的心房高频率发作心律失常持续至少 6 分钟，并且至少有一个额外的脑卒中风险因素。入选患者按 1 ：1 比例被随机分配接受艾多沙班或安慰剂治疗。主要终点是心血管原因死亡、脑卒中或体循环栓塞，在事件分析中进行评估。安全性结果是任何原因的死亡或大出血。入选者平均年龄为 78 岁，其中 37.4% 为女性，基于安全问题和对艾多沙班疗效的独立、非正式评估结果，试验提前终止，中位随访 21 个月，试验终止时，已完成计划注册。

结果显示，艾多沙班组有 83 例患者（每患者年 3.2%）、安慰剂组有 101 例患者（每患者年 4.0%）出现主要终点事件（风险比，0.81，95% 置信区间 0.60 ～ 1.08；P=0.15）。两组的脑卒中发生率约为每患者年 1%。艾多沙班组有 149 例患者（每患者年 5.9%）、安慰剂组有 114 例患者（每患者年 4.5%）出现安全性终点事件（风险比 1.31，95% 置信区间 1.02～1.67；$P=0.03$）。2536 例患者中有 462 例（18.2%，每患者年 8.7%）的心电图可明确诊断为房颤。

这项试验发现服用艾多沙班没有进一步降低脑卒中的发生率，因而可能使心房高频率心律失常发作患者停止抗凝治疗成为合适的选择。本研究入选的人群与心电图上记录的心房颤动（AF）患者之间的主要差异似乎是心房高频率发作节律（称为低心律失常负担）患者的心律失常很少且短暂。已发表的报告显示，房颤患者心律失常负担低有助于降低脑卒中发生率。

该试验低中风发生率的结果表明，除了脑卒中的临床风险预测公式外，还需要通过长期监测来提高对房性心律失常患者脑卒中风险的评估，以指导抗凝治疗的决策。该试验报告特别强调，有房颤症状或有心电图记录的房颤患者，与从植入设备中偶然发现房颤的患者相比，患心脏栓塞性脑卒中的风险要高得多。

由于试验中脑卒中发生率非常低，因此抗凝治疗不会发挥有效作用。抗凝药不是"免费的午餐"，有很大的出血风险，除非患者有心电图上显示的临床房颤，否则在处方抗凝药时需要特别谨慎。

美国心脏病学院前任院长，印第安纳圣文森特心脏中心医学博士 Edward Fry 也对这项研究发表了评论。他表示，在临床实践中，对植入心脏设备或个人可穿戴技术的患者进行管理是一个大问题。这些心房高频率发作的心律失常可能是房颤，房颤会增加脑卒中风险；但也可能是房性心动过速或室上性心动过速等其他心律失常，如果心电图或某种持续性房颤监测设备没有明确诊断为房颤，就不需要对患者进行抗凝治疗，以免增加出血风险，却没有降低脑卒中风险。这项试验的重要启示是在得到房颤的确切诊断之前可以停止抗凝治疗。如果我们对这种房性心律失常可能是房颤表示质疑，应该安排进一步的检测，以明确诊断。该试验表明，没有理由对这些心房高频率发作心律失常的患者急于使用抗凝治疗。

一项类似 NOAH-AFNET 6 试验的 ARTESIA 研究目前正在进行中，预计将于今年晚些时候公布研究结果，将对房性心律失常的抗凝治疗有进一步的指导意义。

ARTESIA 试验的首席研究员，加拿大汉密尔顿麦克马斯特大学医学博士 Stuart Connolly 提出了不同的观点，他认为 NOAH-AFNET 6 试验结果不应该改变目前的抗凝做法，因为这项试验未能充分解决患者临床抗凝决策的关键问题，因此对脑卒中的主要终点缺乏推动力。关键的问题是抗凝治疗能否减少这些患者的脑卒中，要回答这个问题，临床试验需要入选较多的脑卒中患者，而这项试验入选的脑卒中患者较少，而且试验早已停止，脑卒中患者太少，无法正确回答这一关键问题。

（首都医科大学附属北京安贞医院　李艳芳
首都医科大学附属北京康复医院　王立中　张振英　曹　倩
北京市海淀镇社区卫生服务中心　张文静）

五、结构性心脏病研究进展

2023ESC MR-NEDA 研究：轻、中度
二尖瓣反流对死亡率的影响

2023ESC 会议期间，David Playfiord 教授公布了"MR-NEDA 研究：轻、中度 MR 对死亡率的影响"的最新研究结果。

【研究背景及目的】

严重二尖瓣反流（MR）对预后的不良影响已很清楚，但轻度、中度 MR 是否会影响死亡率，尚不明确。

本研究目的是探讨不同程度的 MR 对死亡率的影响。

【研究方法】

数据从澳大利亚国家超声数据库 2.0 版（NEDA）中提取，该数据库涵盖澳大利亚 33 个州总计约 2500 万人口，其中 18 岁以上人口约 2000 万。结合澳大利亚国家死亡登记，选取有共同信息的人群。从 2000 年 1 月 1 日至 2019 年 6 月 26 日的 1 077 145 例数据中初筛纳入 18 岁以上患者 631 824 例，最终纳入 608 570 例患者，其中男性319 808 例，平均年龄（61.8 ± 17.1）岁；女性 288 762 人，平均年龄（62.1 ± 18.5）岁。使用 Echo IQ Ltd 开发的自然语言处理（NLP）定制引擎，从超声报告中分析提取二尖瓣叶疾病（MLD）和 MR 严重程度信息。MR 包含以下三种情况：①任何导致 MLD 的 MR；②心房功能性 MR（aFMR）：严重左心房扩张、正常 LVEF 和轻度以下左心室扩张）；③心室功能性 MR〔vFMR：中度或重度左心室扩张和（或）LVEF ＜ 50%〕。

【研究结果】

608 570 例患者 MR 检出情况：75.1% 的患者为无 / 极少 MR（其

中男性占比 53.3%），16.9% 为轻度 MR（其中男性占比 50.1%），6.3% 为中度 MR（其中男性占比 49.2%），1.7% 为重度 MR（其中男性占比 54.2%）。随访数据中全因死亡例数为 153 612 例。

不同程度 MR 的伴随特征及性别差异：①年龄越大，MR 的严重程度越重；男女趋势相同。② MR 的严重程度越重，房颤及中重度 TR 检出率越高；男女趋势相同。③ MR 的严重程度越重，左心室收缩末期直径越大，左心室质量指数 / 左心房容积指数 / 估测右心室收缩压越高；男女趋势相同。④ MR 的严重程度越重，左心室射血分数、二尖瓣 e 峰流速越低；男女趋势相同。

不同程度 MR 的二尖瓣特征及性别差异：① MR 的严重程度越重，二尖瓣瓣叶增厚 / 钙化 / 脱垂的检出率越高；尤其是二尖瓣脱垂，MR 程度每加重一级，检出率升高达 2 ～ 3 倍；男女趋势相同。② MR 的严重程度越重，二尖瓣狭窄（平均跨瓣压差＞ 5mmHg）、二尖瓣相关心内膜炎以及任意形式的二尖瓣叶疾病的检出率越高；尤其是后者，在重度 MR 时检出率高达 80% 左右；男女趋势相同。③ MR 的严重程度越重，左心室相关的 FMR 检出率越高；左心房相关的 FMR 检出率越低；男女趋势相同。

矫正的 MR 严重程度与死亡率的关联（n=608 570）：①长期全因死亡率：相较于无 / 极少 MR 的患者，轻度 MR、中度 MR、重度 MR 患者的相对风险分别增加 21%、67%、136%（P 值均小于 0.001）。相同程度的 MR，年龄每增长 1 岁，相对风险增加 7%；男性较女性相对风险增加 38%；有瓣叶疾病较无瓣叶疾病的相对风险增加 17%（P 值均小于 0.001）。②心血管死亡率：相较于无 / 极少 MR 的患者，轻度 MR、中度 MR、重度 MR 患者的相对风险分别增加 44%、148%、324%（P 值均小于 0.001）。相同程度的 MR，年龄每增长 1 岁，相对风险增加 8%；男性较女性相对风险增加 40%；有瓣叶疾病较无瓣叶疾病的相对风险增加 4%（P 值均小于 0.001）。

研究局限性：2.0 版 NEDA 数据库中未包含相关临床信息（如合并症、药物治疗情况、手术情况等）。尽管 MR 严重程度与死亡率的关联在矫正后依然存在，这种关联仍可能受其他外部因素影响。缺乏独立的基于图像的 MR 严重程度判定，尽管本研究系统性高估或低估 MR 严重程度的可能性不大。用于 MR 严重程度分级的定量指标不能完全获得。研究中包含很少一部分的急性 MR（大概率是重度 MR）可能对结果有影响，尽管可能性不大。

【研究结论】

MR 程度越严重，死亡率越高。MR 严重程度与死亡率的关联，男性相对风险略高于女性（重度 MR 组相反）。未纠正的重度 MR 患者预后很差。轻度和中度 MR 也与死亡率增加有关。轻度和中度 MR 患者的死亡率增加可能与不同心脏表型有关，需要进一步研究。

【评论】

MR 患者在全球仍有较大规模，最佳药物治疗的普及率仍很不足，手术治疗率也非常低。随着以经导管缘对缘修复为代表的各种微创治疗技术的兴起，已经有越来越多的重度 MR 患者获得了手术机会，改善了生活质量，延长了寿命。MR-NEDA 研究进一步表明即使是轻/中度的 MR 也会伴随死亡率的增加，这似乎提示我们，对于轻/中度 MR 的干预策略应更加积极，对于不同 MR 患者的干预指征、干预方式和综合、全程管理，都值得进一步关注和深入研究。

（中国医学科学院阜外医院　曹芳芳）

六、其他研究进展

（一）2023ESC ARAMIS 研究：白细胞介素 –1 受体拮抗剂 anakinra 抗炎治疗对急性心肌炎无获益

2023ESC 发布的 ARAMIS 研究，是目前针对急性心肌炎患者的最大规模随机对照研究，结果发现短期的白细胞介素 –1 受体拮抗剂 anakinra 似乎是安全的，但并没有减少急性心肌炎的并发症。

【研究背景】

急性心肌炎是一种心肌炎症，可对心肌造成永久性损伤，并导致心肌梗死、脑卒中、心力衰竭、心律失常和死亡。这种疾病可以发生在所有年龄段的人，但最常见于年轻人，目前没有特效疗法，根据 ESC 专家共识，患者通常接受 β 受体阻滞剂、ACE 抑制剂，有时还接受类固醇治疗。anakinra 是一种白细胞介素 –1 受体拮抗剂，通过靶向白细胞介素 –1β 先天免疫途径发挥作用。虽然 anakinra 被用于治疗类风湿关节炎，对心包炎也有效，但治疗急性心肌炎只有病例报告。

【研究方法】

该试验纳入了使用心脏磁共振成像（CMR）诊断的有肌钙蛋白升高和急性心肌炎症状的住院患者。患者在入院后 72 小时内以 1 ∶ 1 的比例随机分配，每天皮下注射 100mg anakinra 或安慰剂，直到出院。两组患者都接受了标准的护理和治疗，包括至少 1 个月的血管紧张素转化酶抑制剂。主要终点是出院后 28 天内无心肌炎并发症（需要住院治疗的心力衰竭，需要药物治疗的胸痛，左心室射血分数＜50% 和室性心律失常）的天数。

【研究结果】

该研究纳入了 120 名住院、有症状的胸痛、心肌肌钙蛋白升高和急性心肌炎的患者，这些患者通过 CMR 诊断。超过 50% 的人最近有过细菌或病毒感染。共有 117 例患者被纳入意向治疗分析。参与者的中位年龄为 28 岁，近 90% 为男性。总体而言，复合终点心肌炎并发症发生率为 13.7%。两组之间没有任何心肌炎并发症的天数没有差异，anakinra 的中位数（第一四分位数，第三四分位数）为 30 天（30，32），安慰剂为 31 天（30、32），差异为 0.0（95% 置信区间 –1.0 ~ 0.0，P=0.168）。

安全性终点是出院后 28 天内的严重不良事件数。这一终点发生在 anakinra 组的 7 名患者（12.1%）和安慰剂组的 6 名患者（10.2%）中，两组之间没有显著差异。据报道，两组患者出院后 28 天内均出现严重感染病例。

【评论】

法国 Mathieu Kerneis 医学博士是 ARAMIS 研究的主要研究者，他认为中性结果的原因之一可能是该研究纳入的是低风险人群和并发症发生率低。他指出："我们招募了一组 CMR 诊断为急性心肌炎患者，他们大多并发症的风险较低。"因此他不认为抗炎药治疗急性心肌炎的研究就该结束。这仅仅是个开始。这是第一次研究，还需要进一步的随机试验来探索抗炎策略对并发症风险较高的急性心肌炎患者的潜在益处。此外，需要更大规模的研究来评估低至中度并发症风险的急性心肌炎患者的长期抗炎策略。

另一项正在进行的针对高风险人群的 MYTHS 研究在急性心肌炎合并急性心力衰竭或心源性休克且射血分数低于 41% 的患者中展开，探索高危患者静脉注射类固醇是否获益。其主要研究者 Ammirati 同意 Kerneis 的观点，即研究的中性结果可能是因为纳入的是低风险人群引起的。查看回顾性登记，在 30 天内，低风险患者的心脏死亡或心脏移植为零，这会影响 anakinra 得出阳性结果。ARAMIS 研究至少表明，在急性心肌炎的情况下进行研究是可行的，即使主要终点是中性的。但一些重要的数据仍然缺失，比如射血分数和肌钙蛋白水平的变化。Ammirati 提到"从未来的角度来看，我们正在评估anakinra 或其他免疫抑制药物从急性低风险患者到高风险心力衰竭和严重功能障碍患者的疗效，我们将在这一高风险患者群体的最佳治疗方面获得更多结果。"

（首都医科大学附属北京安贞医院　蒋志丽

杨　铎　张　锋）

（二）2023ESC ATTRibute-CM 研究：阿可拉米地斯治疗转甲状腺素淀粉样变性心肌病显示出积极结果

转甲状腺素淀粉样变性心肌病（ATTR-CM）是一种使人功能衰退的进行性疾病，会降低生活质量，增加死亡率。近期，其新型治疗药物阿可拉米地斯（BridgeBio Pharma）在Ⅲ期试验中取得了振奋人心的结果。2023 年 8 月 27 日，英国伦敦大学学院淀粉样变性中心主任、医学博士朱利安·吉尔摩（Julian Gillmore）在欧洲心脏病学会（ESC）科学会议上介绍了阿可拉米地斯药物试验——ATTRibute-CM 试验，显示了阿可拉米地斯的全面获益，展现了改善临床结局的可能性。

ATTRibute-CM 随机双盲试验纳入了 632 例患有 ATTR-CM 和纽约心脏协会心功能Ⅰ～Ⅲ级心力衰竭的患者，2∶1 随机分配给予阿可拉米地斯（800mg，每日 2 次）或安慰剂，随访 30 个月。在第 12个月后允许使用他法米迪（Tafamidis），在安慰剂组更为普遍（22% vs 14%）。

吉尔摩报告说，主要终点的所有组成部分和所有亚组的结果都是一致的。分层分析的前两个部分（全因死亡和心血管住院率）表现出了优势，而单独对这两个部分进行分析也具有统计学意义。对全因死亡的治疗效果呈现出有利趋势，治疗组的存活率为 81%，绝对风险降低了 6.4%，相对风险降低了 2.5%。

吉尔摩指出，ATTR-CM 不久前还被认为是罕见疾病，但随着成像技术的改进和治疗方法的发展，其诊断率在全世界范围急剧上升。

ATTR-CM 是转甲状腺素淀粉样纤维在心脏和各种组织中聚集和沉积的结果。阿可拉米地斯能稳定 TTR 四聚体，避免纤维的产生。另一种类似药物他法米迪（Tafamidis，Vyndaqel，Vyndamax，辉瑞公司）于 2019 年获得美国食品药品监督管理局（FDA）批准用于治疗 ATTR-CM，目前已在日本和欧洲等多个国家上市。吉尔摩表示，BridgeBio Pharma 也计划在 2023 年底向 FDA 申请批准，并于 2024 年在其他国家申请批准。他表示，如果能有另一种有效药物可用，对患者来说将是一个巨大的福音。

他法米迪在其关键性试验 ATTR-ACT 中也取得了令人瞩目的结果，包括全因死亡率的显著降低，而这在使用阿可拉米地斯的ATTRibute-CM 试验中并没有出现。对此，吉尔摩回答："由于没有进行完整对照试验，因此很难对阿可拉米地斯与他法米迪进行比较。"吉尔摩认为，ATTRibute-CM 试验招募的患者风险要低得多，这与较早诊断出疾病的目标一致。ATTRibute 研究中安慰剂组的存活率高于 ATTR-ACT 研究中治疗组的存活率。因此，单从死亡率来看，ATTRibute 并不具有统计学意义。

吉尔摩表示，接受阿可拉米地斯治疗的患者 30 个月的存活率和住院率接近未患 ATTR 的年龄匹配者。且在试验期间，安慰剂组中有更多的患者开始服用他法米迪，虽然这可能会削弱阿可拉米地斯的治疗效果，但这项研究仍取得了如此积极的成果。阿可拉米地斯这些效果非常鼓舞人心，未来可能将有两种有效药物来治疗这种进展性致命疾病。

（宁夏大学　底　宁

解放军总医院第二医学中心　胡亦新）

（三）2023ESC RED-CVD 研究：
高风险人群心血管疾病诊断率增加 2 ～ 3 倍

在荷兰一项涵盖 25 家初级保健机构、1200 多例患者的研究中发现，初级保健医生对高风险［患有 2 型糖尿病、慢性阻塞性肺疾病（COPD）或同时患有这两种疾病］成年人进行心血管疾病（CVD）疾病筛查，诊断出心血管疾病的比例是常规护理组的 2 ～ 3 倍。

心血管疾病早期筛查诊断（the reviving the early Diagnosis of CVD，RED-CVD）试验在荷兰随机选取了 14 个初级保健机构，对患有 2 型糖尿病或 COPD 的成年人采用结构化筛查方案，另外 11 个机构作为对照，为患者提供常规护理。

参加筛查组 624 例，常规护理组 592 例，平均年龄约为 68 岁。筛查组中，87% 患有 2 型糖尿病，20% 患有 COPD，6.3% 同时患有这两种疾病；常规护理组中，86% 患有 2 型糖尿病，21% 患有慢性阻塞性肺疾病，7.4% 同时患有这两种疾病。

研究考虑了 3 种类型的心血管疾病——冠心病、心力衰竭和心房颤动。研究队列中约有 1/4 的人有心血管疾病诊断史，但他们也有可能患上其他心血管疾病，因此也被纳入研究。

心血管疾病筛查方案：第一阶段由患者填写一份由荷兰格罗宁根大学医学中心的一个研究小组设计的调查表，调查表包含 11 个有关症状的问题。第二阶段对有提示性症状的患者进行体格检查、测量血清 N 端原 B 型钠尿肽（其水平升高是心力衰竭的信号）和心电图。如果在这一阶段仍有符合心血管疾病的检查结果，则由主治医生酌情转诊至专科医生。

在研究主要终点上，在筛查组共产生了 50 例新的心血管疾病诊断（8%），而在对照组、常规护理组中仅产生了 18 例新的心血管疾病诊断（3%）。最多的事件是心力衰竭，其次是冠心病。

筛查问卷发现，70% 的填写者有气短、跛行或心悸等提示性症状。第二阶段的随访评估将可能出现新的心血管疾病的人群缩小到了 44%，39% 参与者转诊给了专科医生。

荷兰乌得勒支大学医学中心的流行病学家格罗内韦根报告，对人口统计学和临床变量进行调整，并将非阻塞性冠状动脉疾病排除在新的心血管疾病诊断之外之后，分析表明，应用系统筛查方法的CVD 诊断率是常规护理组的 2.4 倍。

对此，大会指定讨论人，丹麦哥本哈根大学医院心脏病专家兼教授拉尔斯·科贝尔医生表明："我们需要简单的方法来识别相关患者，以便进行额外筛查和潜在治疗。"科贝尔认为这项研究非常重要，它应用了一种"非常简单"的症状问卷用于初始筛查，其心血管疾病诊断率是对照组患者的 2 ～ 3 倍。

格罗内韦根在一次新闻发布会上说："我认为这种筛查已经可以常规使用，但随后还应开展前瞻性研究，调查它是否能在以患者为中心的结果方面产生更多益处"。不过她也强调，目前还没有明确的证据证明，这些慢性病患者如果应用本方法筛查后更早期地发现了心血管疾病，其慢性病的长期治疗效果会更好。

格罗内韦根在 2023ESC 科学会议上表示，鉴于 2 型糖尿病和慢性阻塞性肺疾病患者的数量庞大，将该计划推广到更大的人群中，可能会发现大量目前未被发现的心血管疾病患者。

（解放军总医院　闫　瑾
解放军总医院第二医学中心　胡亦新）

指南更新

一、2023ESC 急性冠脉综合征 管理指南要点更新

2023ESC 科学会议及《欧洲心脏杂志》在线发表了新版《2023ESC 急性冠脉综合征管理指南》，新版指南全文列出的推荐意见共有 193 条，其中 Ⅰ 类推荐 106 条，Ⅱ 类推荐 70 条，Ⅲ 类推荐 17 条。

本指南涵盖了不稳定型心绞痛（UA）和所有类型的急性心肌梗死等急性冠脉综合征（ACS）患者的诊断和治疗。

（一）本次指南提出从 5 个方面思考 ACS 处理的主要内容

本次指南更新，从以患者为中心的角度提出了 5 个方面的内容，涵盖了诊断、治疗和二级预防的全疗程管理。

（1）患者是不是急性冠脉综合征（ACS）：初始评估时考虑到心电图是否异常（abnormal ECG）、患者的临床背景（clinical context）如何及患者是否稳定（stable patients），即"A.C.S"。

（2）需不需要早期侵处理：对于 STEMI 患者行直接 PCI 或溶栓策略（如果无法及时行 PCI），对于极高危的 NSTE-ACS 行即刻血管造影及必要时行 PCI，对于高危 NSTE-ACS，应考虑行早期血管造影（＜ 24 小时）。

（3）如何进行抗栓治疗：抗血小板治疗用药阿司匹林以及

P2Y$_{12}$制剂的选择；抗凝治疗用药普通肝素、低分子肝素、比伐卢定、磺达肝癸钠如何选择应用。

（4）如何进行血运重建，基于患者临床状态、有无合并症以及疾病复杂程度选择血运重建方案（PCI 或 CABG），以完全血运重建为目标，同时可以考虑腔内影像学和（或）血管内生理学指导血运重建。

（5）如何进行二级预防，包括抗栓、降脂、戒烟、心脏康复、危险因素和心理状况的评估。

（二）新增的临床建议

1. 抗血小板和抗凝治疗的建议

（1）如果 ACS 患者因进行冠状动脉旁路移植术而停止双联抗血小板治疗（DAPT），则建议其在手术后恢复 DAPT 至少 12 个月（Ⅰ，C）。

（2）对于老年 ACS 患者，尤其是高出血风险（HBR）的患者，可考虑应用 P2Y$_{12}$抑制剂氯吡格雷进行抗血小板治疗（Ⅱb，B）。

2. 抗血栓治疗替代方案的建议

（1）对于已进行 3～6 个月 DAPT 的患者，如果缺血事件风险不高，可考虑单抗血小板治疗（优选 P2Y$_{12}$受体抑制剂）（Ⅱa，A）。

（2）P2Y$_{12}$受体抑制剂单药治疗可被认为是阿司匹林单药长期治疗的替代方案（Ⅱb，A）。

（3）对于出血高危患者，在进行 DAPT 1 个月后，可考虑应用阿司匹林或 P2Y$_{12}$受体抑制剂进行抗血小板治疗（Ⅱb，B）。

（4）对于需要口服抗凝剂的患者，可考虑在 6 个月时停用抗血小板治疗，同时继续口服抗凝剂治疗（Ⅱb，B）。

（5）ACS 事件发生后的前 30 天内，不建议进行抗血小板降阶治疗（Ⅲ，B）。

3. 心搏骤停和院外心搏骤停的建议

（1）对于所有心搏骤停后昏迷的幸存者，推荐进行神经预后评估（不早于入院 72 小时）（Ⅰ，C）。

（2）对于院外心搏骤停的患者，可考虑根据当地协议将患者转运至心搏骤停中心（Ⅱa，C）。

4. 侵入性治疗策略建议

（1）对于自发性冠状动脉夹层患者，仅推荐对于有持续性心肌缺血症状/体征、大面积心肌危险和前向血流减少的患者进行 PCI（Ⅰ，C）。

（2）可考虑应用腔内影像学指导 PCI（Ⅱa，A）。

（3）对于梗死相关血管（IRA）不好确定的患者，可考虑应用腔内影像学，且优选光学相干断层扫描（OCT）（Ⅱb，C）。

5. ACS 伴多支血管病变以心源性休克为表现患者的建议 非 IRA 可考虑进行分期 PCI（Ⅱa，C）。

6. 合并多支血管病变的血流动力学稳定的 STEMI 患者直接 PCI 术中的建议

（1）对于非 IRA，建议基于血管造影显示的严重程度进行 PCI（Ⅰ，B）。

（2）对于首次 PCI 的患者，不建议对 IRA 的非罪犯节段进行侵入性心外膜功能评估（Ⅲ，C）。

7. ACS 并发症的建议

（1）对于在心肌梗死后等待至少 5 天后，仍存在高度房室传导阻滞者，建议植入永久起搏器（I，C）。

（2)对于超声心动图不明确或临床高度怀疑左心室血栓的患者，应考虑进行心脏磁共振检查（Ⅱa，C）。

（3）对于急性前壁心肌梗死患者，如果超声心动图无法清楚显示心尖部，则可考虑使用声学造影（contrast echocardiogram）来检测左心室血栓（Ⅱb，C）。

（4）在伴有急性前壁心肌梗死和急性心力衰竭的特定高度房室

传导阻滞患者中，可考虑早期植入器械的策略（心脏再同步化治疗装置，起搏器/除颤器）治疗（Ⅱb，C）。

（5）对于复发性危及生命的室性心律失常患者，可考虑进行镇静或全身麻醉，以降低交感神经激动（Ⅱb，C）。

8. ACS 合并症的建议

（1）建议根据患者是否存在合并症（如心力衰竭、慢性肾病和肥胖）来选择长期降糖治疗策略（Ⅰ，A）。

（2）对于衰弱的老年患者，建议在认真评估风险和获益后，采用整体方法来进行个体化干预和药物治疗（Ⅰ，B）。

（3）预期寿命≥6个月的罹患癌症的高危 ACS 患者，建议进行侵入性治疗策略（I，B）。

（4）对于怀疑癌症治疗是 ACS 诱因的患者，建议暂时中断癌症治疗（Ⅰ，C）。

（5）对于癌症预后差（即预期寿命＜6个月）和（或）出血风险极高的 ACS 患者，应考虑采用保守的非侵入性治疗策略（Ⅱa，C）。

（6）对于血小板计数＜10 000/μl 的癌症患者，不建议使用阿司匹林治疗（Ⅲ，C）。

（7）对于血小板计数＜30 000/μl 的癌症患者，不推荐使用氯吡格雷（ⅢC）。

（8）对于血小板计数＜50 000/μl 的癌症患者，不建议使用普拉格雷或替格瑞洛（Ⅲ，C）。

9. 长期管理的建议

（1）对于入院前正在接受降脂治疗的患者，建议在 ACS 住院期间进行强化降脂治疗（Ⅰ，C）。

（2）可以考虑进行低剂量秋水仙碱（0.5mg，每日1次）治疗，尤其是对于其他危险因素控制不佳或在最佳治疗下心血管事件复发的患者（Ⅱb，A）。

（3）在住院期间，患者可以考虑进行高剂量他汀类药物加依折麦布联合治疗（Ⅱb，B）。

10. 对 ACS 护理中的患者视角的建议

（1）建议护理以患者为中心，通过评估患者的个人爱好、需求和信仰，确保患者的价值观被用于其自身临床决策（Ⅰ，B）。

（2）建议和 ACS 患者一起进行临床决策（尽可能多地考虑他们的病情），并告知他们不良事件的风险、辐射暴露和其他替代方案。应使用决策辅助工具来促进讨论（Ⅰ，B）。

（3）建议使用能帮助患者描述其经历的方法来评估症状（Ⅰ，C）。

（4）在获得知情同意的过程中，应考虑使用"反馈"技术进行决策支持（Ⅱa，B）。

（5）出院前应以书面和口头形式告知患者出院信息。应考虑为患者出院做充分的准备和教育，使用反馈技术和（或）动机访谈，提供充分信息，并核实患者是否理解（Ⅱa，B）。

（6）应考虑使用有效的工具评估患者心理健康状况，并在适当时进行心理转诊（Ⅱa，B）。

（三）推荐级别的更新

1. 疑似 NSTE-ACS 患者的影像学建议　2020 年 ESC NSTE-ACS 指南推荐，对于没有胸痛复发、心电图检查结果正常、肌钙蛋白水平正常（最好是 hs-cTn）但仍不能排除 ACS 的患者，在决定侵入性治疗方法之前，建议进行无创负荷试验（最好是成像），包括诱导缺血试验或心脏冠状动脉 CT 血管造影（CCTA）等（Ⅰ，B）。新版指南建议，在疑似 ACS 患者中，如果 hs-cTn 未升高（或不确定）、无心电图变化、无疼痛复发，应考虑将 CCTA 或无创负荷试验作为初始检查的一部分（Ⅱa，A）。

2. NSTE-ACS 侵入性策略时机的建议　2020 年 ESC NSTE-ACS 指南推荐，对于具有以下任何高风险标准的患者，建议在 24 小时内采取早期侵入性策略（Ⅰ，A）：①根据当前推荐的诊断路径诊断为 NSTEMI；②动态或推测为新发持续 ST/T 变化提示持续性缺血；③短暂 ST 段抬高；④ GRACE 风险评分＞140。新版指南建议，对于至少有以下一种高危标准的患者，应考虑在 24 小时内采取早期侵入性策略（Ⅱa，A）：①根据当前推荐的 ESC hs-cTn 算法确认诊断为 NSTEMI；②动态 ST 段或 T 波变化；③短暂 ST 段抬高；④ GRACE 风险评分＞140。

3. STEMI 抗血小板和抗凝治疗建议　2017 年 ESC STEMI 指南建议在 PCI 前（或最迟在 PCI 时）使用强效 $P2Y_{12}$ 抑制剂（普拉格雷或替格瑞洛）或氯吡格雷（如果普拉格雷、替格瑞洛不可用或禁忌），并维持 12 个月以上，除非有大出血风险等禁忌（Ⅰ，A）。新版指南建议，接受直接 PCI 策略的患者可考虑在提前使用 $P2Y_{12}$ 受体抑制剂进行治疗（Ⅱb，B）。

4. 对长期抗血栓治疗的建议　2017 年 ESC STEMI 指南和 2020 年 ESC NSTE-ACS 指南建议，在接受双联抗血小板策略的患者植入支架后，权衡缺血和出血风险，应考虑在 3 ～ 6 个月后停止服用阿司匹林（Ⅱa，A）。新版指南建议，在接受双联抗血小板 3 ～ 6 个月后无事件发生，并且缺血性风险不高的患者，应考虑单药抗血小板治疗（优先使用 $P2Y_{12}$ 受体抑制剂）（Ⅱa，A）。

5. 心搏骤停和院外心搏骤停的建议

（1）2017 年 ESC STEMI 指南和 2020 年 ESC NSTE-ACS 指南建议，在院外心搏骤停后成功复苏的无 ST 段抬高的血流动力学稳定患者中，应考虑延迟而非立即进行冠状动脉造影（Ⅱa，B）。新版指南建议，在无持续性 ST 段抬高（或等效抬高）的血流动力学稳定患者中，不建议在心搏骤停复苏后立即进行常规冠状动脉造影（Ⅲ，A）。

（2）2017 年 ESC STEMI 指南和 2020 年 ESC NSTE-ACS 指南建议，靶向温度管理（也称治疗性低温），将复苏后自主循环恢复患者体温降至 32 ～ 36℃并维持至少 24 小时，适用于心搏骤停（假定心脏原因）后仍处于昏迷状态的患者（Ⅰ，B）。新版指南建议，院外或住院期间心搏骤停后自主循环恢复，仍无反应的成年人，建议

进行温度控制，持续监测核心温度并积极预防发热（即＞ 37.7℃）
（Ⅰ，B）。

6. 住院期间的管理建议　2017 年 ESC STEMI 指南和 2020 年
ESC NSTE-ACS 指南建议，当超声心动图不理想 / 不确定时，应考虑
替代成像方法（优选 CMR）（Ⅱ a，C）。新版指南建议，当超声心
动图不理想 / 不确定时，可考虑 CMR 成像（Ⅱ b，C）。

7. 血流动力学稳定的 STEMI 患者，合并多支血管病变 PCI 治疗
的建议　2017 年 ESC STEMI 指南建议，STEMI 合并多支血管病变患
者，出院前应考虑对非 IRA 病变进行常规血运重建（Ⅱ a，A）。新
版指南建议，在 PCI 过程中或 45 天内进行完全血运重建（Ⅰ，A）。

8. ACS 合并症的建议　2017 年 ESC STEMI 指南和 2020 年 ESC
NSTE-ACS 指南建议，血糖＞ 10mmol/L（＞ 180mg/dl）的 ACS 患者
应考虑进行降糖治疗，目标适应合并症，同时应避免低血糖发作（Ⅱ a，
B）。新版指南建议，ACS 伴持续性高血糖的患者应考虑采用降糖治
疗，同时应避免低血糖发作（Ⅱ a，C）。

（四）血运重建救治途径更新

1. 有创策略治疗 ACS　ACS 的侵入性管理策略具有时间敏感性。
那些高度怀疑急性冠脉闭塞过程中的（即持续性 ST 段抬高或等效抬
高）患者或具有任何极高风险特征的 NSTE-ACS 的患者，建议立即侵
入性策略，尽快接受紧急血管造影术。高危的 NSTE-ACS 患者（例如，
根据 0 小时 /1 小时或 0 小时 /2 小时 ESC 算法判定为 NSTE-ACS 的
患者，动态 ST 段或 T 波变化；短暂 ST 段抬高；GRACE 风险评分＞
140），推荐早期侵入性策略（即在 24 小时内进行血管造影术）。

2. STEMI 的直接 PCI 策略

（1）在确诊 STEMI 的患者中，如果 pPCI 及时可行（即在基于
ECG 的诊断后 120 分钟内），则 pPCI（立即冠状动脉造影并根据需
要行 PCI）是首选的再灌注策略。随机对照试验表明，如果治疗的延

迟时间相似，pPCI 在降低死亡率、非致命性再梗死和脑卒中方面优于溶栓治疗。然而，在某些情况下，不能及时 pPCI，作为药物 – 侵入性策略的一部分，应迅速启动溶栓治疗，前提是患者在症状出现后 12 小时内就诊。对于溶栓失败的患者，则需要在溶栓后 2～24 小时进行补救性 PCI。在非 PCI 中心就诊的 STEMI 患者应立即转移到具有 PCI 功能的中心进行 pPCI。如果不能 120 分钟内行 pPCI，应立即进行溶栓治疗，然后再转移到 PCI 中心，无须等待判断是否溶栓成功。对于症状出现 12 小时后就诊的患者，在所有情况下，pPCI 策略都优于溶栓。对于梗死相关血管（IRA）解剖结构不适合 PCI 的患者，以及有大面积心肌危险或心源性休克的患者，应考虑进行紧急冠状动脉旁路移植术（CABG）。对于需要冠状动脉血运重建的 MI 相关机械并发症患者，建议在手术修复时进行 CABG。在 PCI 治疗失败或急性冠状动脉闭塞不适合 PCI 治疗的 STEMI 患者中，由于 CABG 的益处不太确定，因此很少进行紧急 CABG 术。

（2）STEMI 就诊延迟患者的侵入性策略：虽然在症状出现后 12 小时内就诊的患者中，常规即时血管造影术和 PCI（如果需要）与临床获益明显相关，但常规 pPCI 策略对症状出现 12 小时后就诊的 STEMI 患者的价值尚不明确。在症状出现后 48 小时以上且无持续症状者，不需要对闭塞的 IRA 进行常规 PCI。根据 ESC 慢性冠状动脉综合征（CCS）诊断和管理指南，这些患者应以与慢性完全闭塞患者相同的方式进行管理。

3. NSTE-ACS 的即刻侵入性策略　即刻侵入性策略指的是紧急（即尽可能快）血管造影术和 PCI（如果需要）。拟诊 NSTE-ACS 并合并以下任何 1 项以上高危标准的患者：①血流动力学不稳定或心源性休克；②药物难以治疗的复发性或持续性胸痛；③继发于持续的心肌缺血的急性 HF；④出现危及生命的心律失常或心搏骤停；⑤机械并发症；⑥反复动态的心电图变化提示心肌缺血（尤其是间歇性 ST 段抬高）。

4. NSTE-ACS 的常规与选择性侵入性策略　对于确诊为

NSTEMI 或诊断为 NSTE-ACS 且高度怀疑 UA 的患者，建议采用住院冠状动脉造影的常规侵入性策略。现有证据表明，常规侵入性策略并不能降低 NSTE-ACS 患者总人群的全因死亡，但可以降低复合缺血性终点的风险，尤其是在高危患者中。常规侵入性策略会增加围手术期并发症和出血的风险。

5.NSTE-ACS 的早期与延迟介入治疗策略　早期侵入性策略是指在就诊后 24 小时内进行常规侵入性血管造影术（根据病变必要时 PCI）。拟诊 NSTE-ACS 并合并以下任何 1 项以上高危标准的患者，应考虑早期侵入性策略：①基于当前 ESC 指南推荐的 hs-cTn 算法确诊 NSTEMI；②动态 ST 段或 T 波变化；③短暂 ST 段抬高；④ GRACE 风险评分＞ 140。几项荟萃分析汇集了来自多个随机对照试验的数据，这些数据评估了 NSTE-ACS 患者有创血管造影的不同时间间隔。这些研究中没有一项观察到，与常规侵入性策略相比，早期侵入性策略对死亡或非致命性 MI 具有优越性，尽管早期侵入性策略与复发 / 难治性缺血的风险较低和住院时间较短有关。一项使用改良的个体患者数据方法比较早期和延迟侵入性策略的荟萃分析观察到，总体死亡率没有差异，但包括 GRACE 风险评分＞ 140 的患者和肌钙蛋白阳性等高风险患者的生存获益。迄今为止最大的荟萃分析（17 项随机对照试验＞ 10 000 例患者）报告称，在所有 NSTE-ACS 患者中，早期 ICA 只显著降低了复发性缺血的风险和住院时间，而全因死亡、MI、HF 入院或重复血运重建没有显著降低。解释这些随机对照试验的荟萃分析的主要局限性是个体试验中进行有创血管造影的时间的可变性：虽然早期有创策略组的有创血管造影几乎总是在随机化后 24 小时内进行，但延迟有创组从随机化到血管造影的时间是不均匀的。在许多试验中，延迟血管造影术是在随机分组后 24 小时内进行的（尽管晚于相应试验的早期血管造影学组）。此外，NSTEMI 的诊断并非基于当前推荐的 ESC hs-cTn 算法。此外，还缺乏评估 GRACE 风险评分＞ 140 的价值的研究，以指导 hs-cTn 时代 ICA 和血运重建的时机，从而诊断 NSTEMI。观察性研究的数据与试验数据一致，早期与延迟冠状动脉造影没有明显的益处。对于没有极高危或高危特征且怀疑 NSTE-ACS 概率较低的患者，建议在适当的缺血测试或 CCTA 检测梗阻性 CAD 后采用选择性侵入性方法。这些患者应按照 ESC CCS 管理指南进行管理。选择性侵入性方法也适用于 NSTEMI 或 UA 患者，这些患者被认为不是冠状动脉造影的良好候选者。

6.NSTE-ACS 患者的侵入性策略总结　总之，如果需要，建议极高危 NSTE-ACS 患者立即采取侵入性策略，进行紧急血管造影术和 PCI。建议高危 NSTE-ACS 患者接受住院侵入性策略，并应考虑早期侵入性策略（即在 24 小时内）。对于不符合任何极高危和高危标准的患者（通常是临床怀疑 NSTE-ACS 和肌钙蛋白未升高的患者，或肌钙蛋白升高不符合 MI 标准的患者），可以根据临床怀疑程度制定策略。对于 UA 怀疑程度较高的患者，建议采用住院侵入性策略。相反，对于怀疑程度较低的患者，建议采用选择性侵入性方法。

（五）药物治疗更新

目前指南认为无论是 STEMI 还是 NSTE-ACS 患者，在了解冠状动脉解剖结构之前的双联抗血小板预处理，都缺乏大规模的随机对照研究证据支持。根据现有证据，指南推荐在接受 pPCI 的拟诊 STEMI 患者中，可以考虑用 $P2Y_{12}$ 受体抑制剂进行预处理。在拟诊为 NSTE-ACS 的患者中，接受早期侵入性策略的患者，在了解冠状动脉解剖结构之前（即 24 小时内），可根据患者的出血风险考虑使用 $P2Y_{12}$ 受体抑制剂进行常规预处理。在所有未接受 $P2Y_{12}$ 受体抑制剂预处理的 ACS 患者中，建议在 PCI 时进行负荷剂量治疗。

（首都医科大学附属北京安贞医院　师树田

航空总医院　于　娟）

二、2023ESC 心肌病管理指南要点解析

2023 年欧洲心脏病学会科学会议重磅发布了《2023ESC 心肌病管理指南》。本次指南对 2014 年 ESC 肥厚型心肌病指南进行了重点更新。此外，该指南首次对心肌病的所有亚型进行了归纳与汇总，并首次针对肥厚型心肌病以外的心肌病提出具体意见。新指南对于心肌病的管理和治疗具有重要的指导意义，为我国心肌病领域的规范化防控提供了方向，现将指南的主要内容和更新要点做如下总结。

1. 心肌病的精准分类和定义　本次指南从心肌形态学改变及功能学障碍两个维度，将心肌病分为五类，即肥厚型心肌病（HCM）、扩张型心肌病（DCM）、非扩张型左室心肌病（NDLVC）、致心律失常性右室心肌病（ARVC）和限制型心肌病（RCM）。形态学改变不仅应包括形态学改变（如室壁增厚、心腔扩大），还应包括组织学层面的形态学改变（心肌内非缺血性瘢痕或其他异常组织填充）。其中 NDLVC 是本次指南提出的新名称，用来替代既往"低动力性非扩张型心肌病"的概念，指存在非缺血性左心室瘢痕或脂肪组织替代伴或不伴室壁运动障碍，或左心室整体运动减弱但不伴瘢痕形成的一类心肌病。目前 NDLVC 主要包括无左心室扩张的 DCM、致心律失常性 DCM（不满足 ARVC 的诊断标准）、致心律失常性左心室心肌病（ALVC）和左心室受累为主的 ARVC。

2. 心肌病的诊断与评估　本次指南强调在结合患者临床表现的同时推荐超声心动图、心脏磁共振、心肌核素显像在内的多模态成像技术来评估心脏形态和功能特征，确定心肌病的临床分型。超声心动图和心脏磁共振对大多数心肌病的诊断是不可或缺的，可同时协助预测猝死风险。心脏磁共振的组织特征在心肌病诊断、监测疾病进程和风险分层中具有重要的价值。DPD/PYP/HMDP 骨显像或

SPECT 是诊断转甲状腺素蛋白淀粉样变心肌病(ATTR-CM)的金标准。磁共振或病理检查发现存在非缺血性心室瘢痕或脂肪替代，伴或不伴心室扩张和（或）收缩功能障碍，有时可能是诊断心肌病的唯一线索，是心肌病组织特征之一。

很多心肌病为常染色体显性遗传，指南特别强调了基因检测对心肌病的病因诊断、风险分层、治疗及生育管理、家系追踪（3～4代)具有重要价值,建议对符合条件的心肌病先证者进行基因检测（Ⅰ类推荐，B级证据）。对于明确携带致病突变（LP/P）的先证者的家系成员，建议进行基因检测及遗传咨询（Ⅰa 类推荐）。若无其他受累亲属，且未发现基因突变，可尽早终止临床筛查。

3. 儿童心肌病　本次指南首次纳入了儿童心肌病，尤其是婴儿时期的心肌病通常临床表现更严重，心力衰竭的发病率和死亡率更高，针对此类患者应采用不同的疾病管理。对于 HCM 患儿，明确肥厚类型，是否存在左心室流出道梗阻，舒张和（或）收缩功能障碍等至关重要。对于 DCM 患儿，应排除可逆性病因和先天性心脏病。孤立性 RCM 在婴儿中很少见，但 RCM/HCM 表型常见。ARVC 和 NDLVC 亚型在婴儿中非常罕见，常出现与皮肤表现相关的常染色体隐性遗传。指南建议应用 HCM Risk-Kids 工具进行儿童心脏性猝死风险评价（Ⅰ，B）。

4. 心肌病治疗的突破与创新

（1）心肌肌球蛋白 ATP 酶抑制剂（Mavacamten）：该指南首次推荐 Mavacamten，建议通过超声心动图监测 LVEF 情况下 Mavacamten 逐渐加量至最大耐受剂量，可同时使用 β 受体阻滞剂（如有禁忌，可考虑维拉帕米或地尔硫䓬），以改善静息或诱发左心室流出道梗阻（LVOTO）的成年患者症状（Ⅱa 类推荐）。对于存在 β 受体阻滞剂或维拉帕米 / 地尔硫䓬禁忌证者，建议超声心动图监测 LVEF 下口服 Mavacamten 至最大耐受剂量，来单药治疗静息或诱发 LVOTO。

（2）HCM 合并 LVOTO 的患者：当接受最佳药物治疗后仍然存

在症状时，可以考虑使用 Mavacamten 与 β 受体阻滞剂或非二氢吡啶类钙通道阻滞剂联合使用，或作为替代治疗方案。

（3）室间隔减容治疗（SRT）：对于有 SRT 指征的儿童，以及有 SRT 指征和其他需要手术干预的成年患者，建议进行室间隔切除术，而非酒精化学消融（Ⅰ）；对于药物治疗难治的轻度症状（NYHA Ⅱ级）、休息或诱发试验最大左心室流出道压差≥ 50mmHg，合并有中度至重度 SAM 相关二尖瓣反流、房颤或中度至重度左心房扩大的患者，手术并发症发生率明显低，可考虑 SRT 治疗。

（4）SCD 风险预测工具：指南强调 HCM–Risk– SCD 或 HCM Risk–Kids 作为 SCD 风险预测的工具。基于 HCM–Risk– SCD 或 HCM Risk–Kids 进行猝死风险评估指导 ICD 一级预防，而不仅仅考虑室壁瘤的存在（Ⅱa）。对于猝死低风险患者（估计 5 年 SCD 风险＜ 4%），在预防性 ICD 植入的临床决策中，可将 LGE 面积＞ 15% 纳入风险评估因素，因为目前尚无足够的 LGE 面积与猝死发生风险评估的可靠数据（Ⅱ，B）。

（5）DCM 患者药物治疗：此类患者的药物治疗与慢性心力衰竭患者一致。DCM 和 NDLVC 患者的猝死风险取决于潜在病因和遗传亚型。心脏磁共振在指导 DCM 和 NDLVC 患者植入 ICD 中发挥着重要作用。在 DCM 和 NDLVC 患者的部分遗传类型中，即使 LVEF 大于 35% 也应考虑植入 ICD。指南推荐接受 ICD 植入或存在猝死家族史的患者接受心理咨询。

（6）心肌病合并房颤（AF）患者的管理：HCM 和心肌淀粉样变合并 AF 仍应直接抗凝治疗预防脑卒中或血栓栓塞事件（Ⅰ，B），而 DCM、NDLVC 和 ARVC 合并 AF 应根据 CHA2DS2–VASc 评分启动抗凝治疗（Ⅰ，B）。AF 导管消融可改善药物效果欠佳的心肌病合并 AF 患者的症状，并改善心动过速相关的心功能障碍（Ⅰ，B）。

5. 心肌病患者植入植入式心脏除颤器（ICD）指征　植入 ICD 仅适用于具有良好生活质量且预期寿命大于 1 年的患者。在 SCD 一级预防方面，所有无心搏骤停和持续性室速的患者应在首次就诊评估后每隔 1 ～ 2 年进行综合的 SCD 危险分层以评估 ICD 植入指征；SCD 二级预防方面，对于曾发生过 VT/VF 所致的心搏骤停，或因持续性室速出现血流动力学不稳定的 HCM、DCM 和 ARVC 患者推荐植入 ICD（Ⅰ，B），而对于 NDLVC 和 RCM 患者上述证据级别较低（Ⅰ，C）。

在评估 DCM 患者的 SCD 风险时，指南推荐考虑基因型（Ⅱ，A）；建议 LVEF ＞ 35%，合并猝死高危基因型及其他高危因素（如 LGE 纤维化明显、晕厥）的 DCM 患者，考虑 ICD 植入（Ⅱ，A）；建议 LVEF ＞ 35%，合并猝死高危基因型，但不合并其他高危因素的 DCM 患者，考虑 ICD 植入（Ⅱ，B）；建议 LVEF ＞ 35%，不合并猝死高危基因型，但合并其他高危因素的 DCM 患者，考虑 ICD 植入（Ⅱ，B 类）。在 HCM 植入 ICD 的流程中，特别是 SCD 低风险（预计 5 年 SCD 风险 ＜ 4%）的患者增加了新的考量因素，包括 CMR 存在广泛的 LGE（≥ 15%）和 LVEF ＜ 50%。

6. 心肌病患者的运动和生活建议　大部分心肌病患者可以正常生活，少部分患者会出现严重症状及并发症。指南建议有能力的心肌病患者进行中等强度的运动，每周至少 150 分钟。个性化的风险评估可以为心肌病患者提供相应的运动处方。处方评估应遵循三项原则：①避免运动中发生危及生命的心律失常；②运动时的症状管理；③防止运动引起的心律失常状态恶化。高危 HCM、ARVC 和 NDLVC 患者应避免参加高强度运动和竞技体育。女性心肌病患者在妊娠和产后阶段发生心血管疾病的风险增加，应针对孕期风险接受多学科团队的评估。用于治疗心律失常的 β 受体阻滞剂可以在妊娠期间继续安全使用。有高危基因型或心律失常、心力衰竭相关因素的患者，或合并严重左心室流出道梗阻的患者在接受择期非心脏手术前应接受专科评估。

7. 心肌病的综合管理　该指南提出应以患者及其家庭为中心，建立多学科团队综合管理服务模式对心肌病进行全面诊疗评估，有助于选择个体化治疗方案。强调专业心肌病团队与其他专业人员（包括心脏病专家、遗传学家、遗传咨询师，病理学家和其他专业人员）之间的综合管理。

　　总之该指南对指导临床心肌病的诊断、治疗和综合管理具有非常重要的意义，新指南的发布体现了近几年来该领域的循证医学证据逐渐增多，为心肌病的防控指明了方向，相信新的指南会使更多的心肌病患者获益。

（山西省心血管病医院　韩学斌　李　俐）

三、2023ESC 心内膜炎管理指南要点解析

2023 年欧洲心脏病学会科学会议上重磅公布了《2023ESC 心内膜炎指南》，本次指南对抗生素的使用、感染性心内膜炎诊断标准、心内膜炎的手术时机和手术指征等给出具体更新建议。

新指南建议，对感染性心内膜炎高风险和中风险人群采取一般预防措施。对感染性心内膜炎高风险人群，包括曾患感染性心内膜炎的患者，植入人工瓣膜和使用任何材料进行心脏瓣膜修复手术的患者，经导管植入主动脉瓣和肺动脉瓣人工瓣膜的患者，或有左心室辅助装置的患者，在口腔手术前，推荐进行预防性抗生素治疗。对于中风险人群，比如心脏起搏器患者、严重瓣膜性心脏病患者、先天性心脏瓣膜异常患者和肥厚型心肌病患者，应根据个人情况评估口腔手术前是否需要进行预防性抗生素治疗。低风险人群不需要预防性应用抗生素。此外，对于接受呼吸道、胃肠道、泌尿生殖系统、皮肤或肌肉骨骼系统侵入性诊断或治疗程序的高风险患者，可考虑全身抗生素预防。详见表 1。新指南推荐，中 / 高风险患者的其他预防措施包括保持良好的牙齿卫生，良好的皮肤卫生以及注意各种感染等。具体而言，每天两次刷牙，定期进行口腔清洁（高风险患者每年 2 次，中风险患者每年 1 次），在无明显诱因发热时及时咨询医生，保证皮肤卫生，慢性皮肤疾病管理和伤口消毒。另外，患者不应自行使用抗生素。

感染性心内膜炎的诊断基于临床线索、血液培养和影像学。超声心动图是首选的影像诊断技术。新指南推荐，当感染波及自体心脏瓣膜、人工心脏瓣膜和植入心脏装置（如起搏器和除颤器）时，有关使用计算机断层扫描、核成像和磁共振成像以及新型诊断算法的推荐。

心内膜炎治疗的目的是治愈感染并保持心脏瓣膜功能。新指南建议从血培养中确定合适的抗生素作为治疗的主要手段，持续治疗时间取决于感染的严重程度。心内膜炎的抗生素治疗分为两个阶段。第一阶段包括 2 周的院内静脉注射治疗。在最初阶段，如有必要，应进行心脏手术，清除受感染的异物，引流心脏和心外脓肿。在第二阶段，对于选定的患者，可在门诊肠外或口服抗生素方案内完成抗生素治疗，疗程最长可达 6 周。新指南不建议对葡萄球菌性天然瓣膜心内膜炎（NVE）使用氨基糖苷类药物，因为其临床疗效尚未得到证实。由其他微生物引起的感染性心内膜炎，如果需要使用氨基糖苷类药物，则应每日单次给药，以减少肾毒性。

对于心力衰竭或感染无法控制的患者，需要手术清除感染物质并引流脓肿，防止栓塞。由于生存率的提高，手术时机整体应该较此前推荐的时间更早。新指南将患者分为心力衰竭、难以控制的感染、已发生栓塞或具有栓塞高风险的患者，对每一类患者进行了手术时机的规定，并按照手术的紧急程度，将其分为危急手术（诊断后 24小时内）、紧急手术（诊断后 3～5 天）和非紧急手术（诊断后 5 天）。

2023 年心内膜炎管理指南修改部分与 2015 年版对比，详见表 2。

表 1　2023 年版新增部分

推荐	推荐强度	证据级别
第三节，对接受口腔 - 牙科手术的心血管疾病患者，感染性心内膜炎风险增加的抗生素预防建议		
推荐对 IE 高风险和中等风险人群采取一般预防措施	I	C
推荐使用心室辅助装置的患者使用抗生素预防	I	C
心脏移植受者可考虑使用抗生素预防	Ⅱ b	C
第三节，高危患者预防感染性心内膜炎的建议		
对呼吸、胃肠道、泌尿生殖道、皮肤或肌肉骨骼等系统进行侵入性诊断或治疗程序的高危者，可考虑全身性抗生素预防	Ⅱ b	C

续表

推荐	推荐 强度	证据 级别
第三节，心脏手术中预防感染性心内膜炎的建议		
推荐术前对植入部位采取无菌措施，预防 CIED 感染	I	B
介入导管室内，推荐在插入和操作导管时采用外科标准的无菌措施	I	C
在 TAVI 和其他经导管瓣膜手术之前，应考虑对常见的皮肤菌群(包括肠球菌和金黄色葡萄球菌) 应用抗生素预防	Ⅱ a	C
第五节，超声心动图应用于感染性心内膜炎的建议		
患者病情稳定，从静脉注射调整为口服抗感染治疗之前，推荐行 TOE	I	B
第五节，计算机断层扫描、核素成像和磁共振应用于感染性心内膜炎中的建议		
心脏 CTA 被推荐用于可能有 NVE 的患者，以检测瓣膜病变并明确 IE 诊断	I	B
［18F］FDG-PET/CT（A）和心脏 CTA 被推荐用于可能有 PVE 的患者，以检测瓣膜病变并明确 IE 诊断	I	B
［18F］FDG-PET/CT（A）可考虑用于潜在 CIED 相关 IE，以明确 IE 诊断	Ⅱ a	B
如果超声心动图难以诊断，推荐心脏 CTA 用于 NVE 和 PVE，明确自体瓣膜瓣或人工瓣膜周围并发症	I	B
脑和全身成像［CT，［18F］FDG-PET/CT 和（或）MRI］被推荐用于有症状的 NVE 和 PVE 患者，检测周围型病变或增加次要诊断标准	I	B
当超声心动图阴性或无法确诊，且 PET/CT 不可用时，临床高度怀疑 PVE 的患者应考虑行 WBC SPECT/CT 检查	Ⅱ a	C
脑和全身成像（CT，［18F］FDG-PET/CT 和 MRI）可考虑用于无症状的 NVE 和 PVE 患者，以筛查周围型病变	Ⅱ b	B

推荐	推荐强度	证据级别
第七节，感染性心内膜炎门诊抗生素治疗建议		
对于由链球菌、粪肠球菌、金黄色葡萄球菌或凝固酶阴性葡萄球菌引起的左心 IE 患者，如果接受了至少 10 天（或心脏手术后至少 7 天）的静脉用抗生素治疗，且临床表现稳定，同时在 TOE 上没有出现脓肿形成或需要进行手术干预的瓣膜异常，应考虑门诊静脉抗生素治疗	Ⅱa	A
对于高度难治性微生物，肝硬化（Child-Pugh 分级 B 或 C），严重脑神经系统栓塞，未经治疗的心外大脓肿，心脏瓣膜并发症或其他需要手术治疗的严重情况，严重术后并发症和毒品注射（PWID）相关 IE 等 IE 患者，不推荐门诊静脉抗生素治疗	Ⅲ	C
第九节，感染性心内膜炎神经系统并发症的治疗建议		
在栓塞性脑卒中中，如果及时获得专业技术支持，可以考虑机械取栓	Ⅱb	C
由于 IE 引起的栓塞性卒中不推荐采用溶栓治疗	Ⅲ	C
第九节，完全性房室传导阻滞和感染性心内膜炎患者心脏起搏器植入的建议		
瓣膜性 IE 患者行手术治疗时应考虑同时行心外膜起搏器植入；完全房室传导阻滞可能出现，如果存在以下预测因素之一：术前传导异常、金黄色葡萄球菌感染、主动脉根脓肿、三尖瓣受累性或既往瓣膜手术	Ⅱa	C
第九节，对有感染性心内膜炎肌肉骨骼表现的患者的建议		
MRI 或 PET/CT 推荐用于疑似脊椎椎间盘炎和椎体骨髓炎合并的患者	Ⅰ	C
对于典型 IE 微生物血培养阳性的脊椎炎和（或）脓毒性关节炎患者，推荐采用 TTE/TOE 排除 IE	Ⅰ	C
对于难治性微生物（如金黄色葡萄球菌或念珠菌）引起的骨关节 IE 相关病变和（或）合并严重椎体破坏或脓肿的患者，应考虑使用超过 6 周的抗生素治疗	Ⅱa	C

续表

推荐	推荐强度	证据级别
第十节，感染性心内膜炎患者术前冠状动脉解剖评估的建议		
有主动脉瓣赘生物，且血流动力学稳定时，对于需要接受心脏手术患者，如果冠心病风险高，推荐进行高分辨率多层冠状动脉 CTA	I	B
没有主动脉瓣赘生物时，对于需要接受心脏手术的患者，如果冠心病风险高，推荐进行侵入性冠状动脉造影检查	I	C
在紧急情况下，无论冠脉风险如何，没有术前冠状动脉解剖评估的瓣膜手术应考虑实施	II a	C
即使有主动脉瓣赘生物时，有创冠状动脉造影也可以考虑用于特定患者（明确的 CAD 患者或明显阻塞性 CAD 的高危患者）	II b	C
第十节，活动性感染性心内膜炎神经系统并发症后心脏手术的适应证和时机		
对于因心力衰竭、未控制的感染或持续高栓塞风险导致的颅内出血和临床状态不稳定的患者，应考虑急诊（24 小时之内）或紧急（3 ～ 5 天）手术，并权衡有意义的神经系统预后	II a	C
第十一节，出院后随访的建议		
推荐在随访期间对患者进行关于复发风险和预防措施的教育，重点是牙齿健康教育以及基于个人风险概况	I	C
推荐对 PWID 相关 IE 患者进行戒毒治疗	I	C
对于临床一般情况稳定的患者，应根据个人评估考虑进行包括体育锻炼在内的心脏康复	II a	C
可将社会心理支持纳入后续护理，包括焦虑和抑郁筛查，以及转诊至相关的心理治疗	II b	C
第十二节，人工瓣膜心内膜炎的建议		
推荐手术治疗早期 PVE（瓣膜手术 6 个月内），更换新的人工瓣膜和完全的感染灶清除	I	C

续表

推荐	推荐强度	证据级别
第十二节，心血管植入电子设备相关的感染性心内膜炎的建议		
对于明确的 CIED 相关 IE 患者，早期经验性抗生素治疗时，推荐尽早取出全部植入装置	I	B
在存在菌栓栓塞或人工瓣膜的情况下，应考虑将 CIED 相关心内膜炎的抗生素治疗延长至取出装置后（4～6 周）	Ⅱa	C
在接受 CIED 再植的高危患者中，可以考虑使用抗菌封套以降低感染风险	Ⅱb	B
对于非金黄色葡萄球菌 CIED 相关性心内膜炎，无瓣膜受累或导线赘生物存在，同时后续血培养阴性、无菌栓栓塞，取出装置后可考虑 2 周抗生素治疗	Ⅱb	C
单次血培养阳性且无其他感染临床证据的情况下，不推荐取出 CIED	Ⅲ	C
第十二节，右侧感染性心内膜炎手术治疗建议		
在可能的情况下，应考虑三尖瓣修复而不是瓣膜置换术	Ⅱa	B
正在接受适当抗生素治疗的右心 IE 患者，如果适当抗生素治疗至少 1 周，仍持续存在菌血症 / 败血症，应考虑手术治疗	Ⅱa	C
在三尖瓣手术时应考虑预防性放置心外膜起搏导线	Ⅱa	C
对于外科手术高危的患者，可考虑通过抽吸减少右心房感染性肿块	Ⅱb	C

注：［18F］FDG-PET. 18F 氟脱氧葡萄糖正电子发射断层扫描；CAD. 冠心病；CIED. 心血管植入电子设备；CT. 计算机断层扫描；CTA. 计算机断层扫描血管造影；IE. 感染性心内膜炎；MRI. 磁共振成像；NVE. 天然瓣膜心内膜炎；PET. 正电子发射断层扫描；PVE. 人工瓣膜心内膜炎；PWID. 注射毒品的人；TAVI. 经导管主动脉瓣植入术；TOE. 经食管超声心动图；TTE. 经胸超声心动图；WBC SPECT/CT. 白细胞单光子发射断层扫描 / 计算机断层扫描

表 2　2023 年版修改部分

2015 年版建议	证据级别	推荐强度	2023 年版建议	推荐强度	证据级别
第三节, 对接受口腔 - 牙科手术的心血管疾病患者, 感染性心内膜炎风险增加的抗生素预防建议					
对于 IE 风险最高的患者应考虑抗生素预防:			既往有 IE 病史的患者建议使用抗生素预防	I	B
(1) 使用任何人工瓣膜的患者, 包括介入瓣膜, 或使用任何人工材料进行心脏瓣膜修复的患者。	Ⅱ a	C	对手术植入人工瓣膜和任何用于外科心脏瓣膜修复的材料的患者, 建议使用抗生素预防	I	C
(2) 既往有 IE 病史的患者。			接受经导管主动脉瓣置换或经导管肺动脉瓣置换的患者建议使用抗生素预防	I	C
(3) 先天性心脏病患者			接受经导管二尖瓣或三尖瓣修复的患者应考虑抗生素预防	Ⅱ a	C
(a) 任何类型发绀型先天性心脏病。					
(b) 采用人工材料修复的任何类型的先天性心脏病, 不论是通过手术还是经皮介入技术, 在手术后 6 个月内或终身 (如有残留分流)			对于未经治疗的发绀型先天性心脏病患者, 以及接受手术或经导管手术治疗的患者的术后姑息性分流, 导管或其他假体的患者, 建议使用抗生素预防。手术修复后, 在没有残留缺陷或瓣膜假体的情况下, 建议仅在术后前 6 个月内预防使用抗生素	I	C

续表

2015年版建议	证据级别	推荐强度	2023年版建议	推荐强度	证据级别
第四节，感染性心内膜炎团队的建议					
复杂IE患者应早期在诊疗中心进行评估和管理，中心应具备能立刻开展手术的相关条件以及感染性心内膜炎团队。团队包括传染病专家、微生物学家、心脏病专家、成像专家、心脏外科医生，以及先天性心脏病专家	IIa	B	复杂IE患者的诊断和治疗建议尽早在心脏瓣膜中心进行，中心应具备能立刻开展手术的相关条件以及感染性心内膜炎团队，以改善预后	I	B
对于在非诊疗中心管理的简单IE患者，应尽早和定期与诊疗中心沟通，必要时应会到诊疗中心就诊随访	IIa	B	对于在转诊中心处理的简单IE患者，建议早期规律的在当地或心脏瓣膜中心的感染性心内膜炎团队之间进行就诊随访，以改善预后	I	B
第五节，超声心动图应用于感染性心内膜炎的建议					
疑似IE患者，即使是经胸超声心动图（TTE）阳性的患者，也应考虑经食管超声检查（TOE）。但具有高质量TTE检查和明确超声心动图发现的孤立性右侧天然瓣膜IE除外	IIa	C	对于疑似IE的患者，以及经胸超声心动图（TTE）检查阳性的患者，均推荐行经食管超声检查（TOE），除非孤立的右心瓣膜IE经TTE检查图像清晰、诊断明确	I	C
第八节，感染性心内膜炎手术的主要适应证（自体瓣膜心内膜炎NVE和人工瓣膜心内膜炎PVE）					

续表

2015 年版建议	证据级别	推荐强度	2023 年版建议	推荐强度	证据级别
主动脉二尖瓣 NVE 伴有赘生物>10mm，导致严重瓣膜狭窄或反流，手术风险低（应考虑紧急手术）	II a	B	赘生物≥10mm 和具有其他手术指征的 IE 患者均推荐紧急手术	I	C
主动脉或二尖瓣 NVE 或孤立大赘生物（>15mm），无其他手术指征（可考虑紧急手术）	II b	C	如果主动脉或二尖瓣 IE 的赘生物≥10mm，没有严重的瓣膜功能障碍或没有栓塞的临床证据，手术风险低，可以考虑紧急手术	II b	B
第九节，感染性心内膜炎合并神经系统并发症的治疗建议					
IE 患者合并神经系统应排查感染性颅内动脉瘤。应考虑 CT 或 MRA 进行诊断。如果非侵入性检查结果为阴性，仍怀疑颅内动脉瘤，则应考虑常规血管造影	II a	B	IE 患者疑似存在感染性脑动脉瘤，建议进行脑 CT 或 MRA 检查	I	B
			如果非侵入性检查结果为阴性，仍然怀疑存在感染性动脉瘤，则应考虑进行侵入性血管造影	II a	B
第十二节，心血管植入电子设备相关的感染性心内膜炎的建议					
建议在器械植入前进行常规抗生素预防	I	B	CIED 植入时，建议使用覆盖金黄色葡萄球菌的抗生素进行预防	I	A
对于血液培养阴性或阴性的疑似心脏装置相关感染性心内膜炎患者，建议独立于 TTE 结果，进行 TOE 评估导引线相关性心脏感染和心脏瓣膜感染	I	C	疑似 CIED 相关的 IE，同时推荐用 TTE 和 TOE 明确赘生物	I	B

续表

2015年版建议	证据级别	推荐强度	2023年版建议	推荐强度	证据级别
对于NVE或PVE患者和无相关器械感染证据的心内装置，可以考虑完全取出装置	Ⅱb	C	瓣膜性IE患者，考虑到已确定的病原体和瓣膜手术的要求，即使没有明确的导线受累，也应考虑完整的CIED取出	Ⅱa	C
隐匿性感染，如无法发现其他感染源，应考虑完全取出心内植入装置	Ⅱa	C	CIED相关IE或隐匿性革兰氏阳性菌血症或真菌血症的病例，如果菌血症/真菌血症在一个疗程的抗菌治疗后仍然存在，应考虑完全去除系统设备	Ⅱa	C
感染明确的情况下，如果可以应该推迟再次心内设备植入，以便进行数天至数周的抗生素治疗	Ⅱa	C	CIED相关IE合并隐匿性革兰氏阴性菌血症的病例，如果在一个疗程的抗菌治疗后出现持续性/复发性菌血症，可以考虑完全去除系统设备	Ⅱb	C
			如果CIED相关IE移除系统设备后，需要进行CIED再植，建议远离前一个植入点，并尽可能晚的进行；同时感染的体征和症状减轻的情况下，直至血培养为阴性，没有赘生物，至少2周	Ⅰ	C

第十二节，右心感染性心内膜炎手术治疗建议

2015年版建议	推荐强度	证据级别	2023年版建议	推荐强度	证据级别
以下情况应考虑手术治疗：			在以下情况下，建议接受适当抗生素治疗的右侧 IE 患者进行手术治疗：		
• 尽管进行了充分的抗菌治疗，但难以根除的微生物（如持续性真菌感染）或菌血症持续>7天（例如金黄色葡萄球菌、铜绿假单胞菌）； • 三尖瓣赘生物持续性>20mm 并有复发性肺栓塞伴或不伴右心衰； • 右心衰继发于严重三尖瓣反流，对利尿剂治疗反应不佳	II a	C	继发于急性重度三尖瓣反流的右室功能不全，利尿剂治疗无效	I	B
			反复肺栓塞、赘生物持续，伴呼吸功能不全，需要通气支持	I	B
			反复菌栓性肺栓塞，三尖瓣大赘生物持续存在（>20mm）	I	C
			左心同时受累的患者	I	C

第十二节，感染性心内膜炎应用抗血栓治疗的建议

2015年版建议	推荐强度	证据级别	2023年版建议	推荐强度	证据级别
大出血时，推荐停用抗血小板治疗	I	B	大出血（包括颅内出血）时，推荐停用抗血小板或双联抗血栓治疗	I	C

注：CIED.心血管植入电子设备；CT.计算机断层扫描；IE.感染性心内膜炎；MRA.磁共振血管造影术；NVE.天然瓣膜心内膜炎；PVE.人工瓣膜心内膜炎；TOE.经食管超声心动图；TTE.经胸超声心动图；

（山西省心血管病医院　韩学斌　郭彦青）

四、2023ESC 心力衰竭治疗指南要点解析

自《2021ESC 急慢性心力衰竭诊断和治疗指南》发布以来，众多新研究证据不断引领心力衰竭领域快速发展，为心力衰竭患者带来更多治疗。

当地时间 8 月 25 日，2023 欧洲心脏病学会科学会议在荷兰阿姆斯特丹以线上＋线下相结合的方式盛大开幕。会议首日，来自英国伦敦国王学院医院的 Theresa McDonagh 教授和意大利布雷西亚大学的 Marco Metra 教授共同发布了《2023 重点更新 2021ESC 急慢性心力衰竭诊断和治疗指南》，并同步发表于《欧洲心脏病杂志》。

本次 2023ESC 心力衰竭指南更新纳入了 2021 版指南以来的最新循证证据，对慢性心力衰竭［射血分数轻度降低的心力衰竭（HFmrEF）和射血分数保留的心力衰竭（HFpEF）］、急性心力衰竭以及合并症三方面提出了新的管理建议，以改善心力衰竭患者的预后。与 2021 年 ESC HF 指南一样，在规定推荐类别和证据等级时，本次指南更新也重点依靠试验主要终点结果。大多数心力衰竭试验结果显示，试验中被研究的治疗方法可以降低心力衰竭患者首次住院率或心血管（CV）死亡风险，当然这并不代表总住院率和 CV 死亡风险减少，而本次指南更新则重点关注了每个试验的主要复合终点（HF 住院和 CV 死亡），根据每种治疗策略对总（首次与复发）HF 住院率和总 CV 死亡风险的影响，对 2021 年 ESC HF 指南的推荐类别和证据等级进行更订。

指南工作组对以下新型随机对照试验以及囊括这些随机对照试验的荟萃分析进行讨论和投票：ADVOR（乙酰唑胺治疗失代偿性心力衰竭容量超负荷），CLOROTIC（袢利尿剂联合噻嗪类利尿剂治疗急性心力衰竭），COACH（心力衰竭结局和干预手段对比），DAPA-CKD（达格列净能降低慢性肾脏疾病患者不良事件发生风

险），DELIVER（评估达格列净是否能改善射血分数保留的心力衰竭患者的生活质量），EMPA-KIDNEY（评估接受每日一次恩格列净治疗的慢性肾病患者心 - 肾结局），EMPEROR-Preserved（恩格列净对射血分数保留的慢性心力衰竭患者的作用），EMPULSE（恩格列净对临床稳定的急性心力衰竭住院患者的作用），FIDELIO-DKD（非奈利酮在降低肾衰竭发生率及减缓糖尿病肾病进程方面的作用），FIGARO-DKD（非奈利酮在降低糖尿病肾病患者心血管死亡和发病率方面的作用），IRONMAN（合并铁缺乏 HF 患者接受静脉铁剂与标准疗法的有效性对比），PIVOTAL（血液透析患者主动静脉铁剂治疗），REVIVED-BCIS2（缺血性心室功能障碍患者的血运重建），STRONG-HF（急性心力衰竭患者的 NT-proBNP 测量），TRANSFORM-HF（比较袢利尿剂托拉塞米与呋塞米治疗心力衰竭的效果），TRILUMINATE Pivotal（评估接受 Pivotal 三尖瓣修复系统治疗患者的心血管临床结局）。

1. 慢性心力衰竭　2021ESC HF 指南根据 LVEF 对慢性心力衰竭进行分类（表 3）。"将射血分数保留的心力衰竭（HFpEF）的描述改为射血分数正常的心力衰竭（HFnEF）和 HFnEF 左心室射血分数（LVEF）的阈值"这一提议进行探讨，但是最终工作组决定保留 HFpEF 一词，并在下一次更新指南时考虑上述更改建议。

表 3　射血分数降低的心力衰竭、射血分数轻度降低的心力衰竭、射血分数保留的心力衰竭的定义

		心力衰竭类型		
		HFrEF	HFmrEF	HFpEF
标准	1	症状 ± 体征	症状 ± 体征	症状 ± 体征
	2	LVEF ≤ 40%	LVEF41% ~ 49%	LVEF ≥ 50%
	3	–	–	心脏结构和(或)功能异常的客观证据，与左心室舒张功能障碍 / 左室充盈压升高一致，包括钠尿肽升高

对于 LVEF 41% ～ 49% 的 HFmrEF 患者，2021ESC HF 指南提出可以使用具有Ⅰ类证据的治疗 HFrEF 患者的方法（Ⅱb，C）。该推荐基于并非针对 HFmrEF 的试验的亚组分析结果，其中包括总体终点在统计上是中性的试验。但该指南并没有指出可以应用钠 – 葡萄糖协同转运蛋白 –2（SGLT–2）抑制剂。

对于 HFpEF 患者，2021ESC HF 指南不推荐使用治疗 HFrEF 患者的方法，因为血管紧张素转化酶抑制剂（ACEI）、血管紧张素受体阻滞剂（ARB），盐皮质激素受体拮抗剂（MRA）和血管紧张素受体脑啡肽酶抑制剂（ARNI）等均未达到临床试验主要终点，当时尚未有 SGLT–2 抑制剂相关试验结果提供参考。

随后，探索 SGLT–2 抑制剂恩格列净和达格列净治疗 LVEF ＞ 40% 心力衰竭患者安全性和有效性的两项试验结果发布，这些试验针对的是 LVEF ＞ 40% 心力衰竭，这为更新 HFmrEF 和 HFpEF 的推荐内容提供了合理性理由。

首个公布研究结果的是 EMPEROR-Preserved。该试验共纳入 5988 例 NYHA 心功能分级Ⅱ～Ⅳ级、LVEF ＞ 40%、NT–proBNP 血浆浓度升高（窦性节律＞ 300pg/ml，心房颤动＞ 900pg/ml）患者，并将所有入组患者随机分为恩格列净组（每日 1 次，每次 10mg）和安慰剂组，主要临床终点为 CV 死亡或 HF 住院的复合终点。中位随访 26.2 个月发现，恩格列净组患者主要临床终点事件发生风险降低（HR 0.79，95% CI 0.69 ～ 0.90，P ＜ 0.001），造成该结果发生的主要原因为恩格列净能使 HF 住院风险减少，但 CV 死亡风险并未降低。此外，患有 / 不患有 2 型糖尿病（T2DM）患者中均观察到该临床获益。试验中大多数患者使用 ACEI/ARB/ARNI（80%）和 β 受体阻滞剂（86%），37% 患者使用 MRA。

1 年后，DELIVER 试验公布了达格列净（每日 1 次，每次 10mg）在总计 6263 例心力衰竭（NYHA 心功能分级Ⅱ～Ⅳ级）患者中的临床效用。纳入患者的 LVEF 值需＞ 40%，但既往 LVEF ≤ 40% 且提升至＞ 40% 患者也被纳入其中。住院 HF 患者和门诊 HF 患者均满足纳排标准。此外,利尿钠肽水平升高也是强制性的纳入标准(窦性心律: ≥ 300pg/ml;心房颤动: ≥ 600pg/ml)。达格列净显著降低了心血管死亡或心力衰竭恶化(心力衰竭住院或紧急心力衰竭就诊)主要终点的风险(HR 0.82, 95% CI 0.73 ~ 0.92; P < 0.001)。再次强调,主要效果源于心力衰竭恶化的降低,而在心血管死亡方面并无降低。达格列净还改善了症状负担。这些效果不受 T2DM 状态的影响。达格列净的疗效在那些尽管 LVEF 有所改善但仍有症状的患者中保持一致,这表明这些患者也可能从 SGLT-2 抑制剂中受益。达格列净的益处在相关试验所研究的 LVEF 范围内也保持一致。此外,心血管疾病的联合治疗也较为普遍:77% 的患者使用了袢利尿剂,77% 使用了 ACEI/ARB/ARNI,83% 使用了 β 受体阻滞剂,43% 使用了 MRA。

随后,对两项试验进行的汇总数据荟萃分析证实,心血管死亡或首次心力衰竭住院的复合终点减少了 20%(HR 0.80, 95% CI 0.73 ~ 0.87; P < 0.001)。心血管死亡并未显著降低(HR 0.88, 95% CI 0.77 ~ 1.00; P=0.052)。心力衰竭住院风险降低了 26%(HR 0.74, 95% CI 0.67 ~ 0.83; P < 0.001)。在相关试验所研究的 LVEF 范围内,主要终点的减少保持一致。另一项基于个体患者数据的荟萃分析将 DAPA-HF(达格列净和心力衰竭不良结局预防)试验的 HFrEF 数据与 DELIVER 试验相结合,也证实了达格列净的效果并不受射血分数影响,且显示达格列净降低了因心血管原因导致的死亡风险(HR 0.86, 95% CI 0.76 ~ 0.97; P=0.01)。

2. 急性心力衰竭 2021 年 ESC 心力衰竭指南与欧洲心脏病学会心力衰竭协会发表的立场声明中,概述了急性心力衰竭治疗策略。自上述文刊发表至今,临床已开展多项利尿剂及急性 HF 患者管理策略相关试验,现将其内容总结如下。

(1)药物治疗

1)利尿剂:ADVOR 是一项多中心、随机、平行、双盲、安慰剂对照试验,共入组了 519 例急性失代偿性心力衰竭、容量超负荷临床体征（即水肿、胸腔积液或腹水）患者，且 NT-proBNP 水平＞1000pg/ml 或 B 型利尿肽水平＞250pg/ml。纳入患者被随机分为静脉注射乙酰唑胺（500mg，每日 1 次）组或安慰剂 + 标准静脉注射利尿剂组。成功减容的主要终点被定义为随机分组后 3 天内未出现容量超负荷体征，且无升阶减容治疗需求。在 256 例乙酰唑胺组患者和 259 例安慰剂组患者中，分别有 108 例（42.2%）、79 例（30.5%）达到主要终点［相对风险比（*RR*）1.46，95% *CI* 1.17 ~ 1.82；*P* ＜0.001］。其中，乙酰唑胺组和安慰剂组分别有 76 例（29.7%）、72 例（27.8%）患者发生心力衰竭再入院或全因死亡（*HR* 1.07，95% *CI* 0.78 ~ 1.48）。值得注意的是，安慰剂组住院时长较乙酰唑胺组更短一天［8.8 天（95% *CI* 8.0 ~ 9.5）vs 9.9 天（95% *CI* 9.1 ~ 10.8）］，两组在其他临床结局和不良事件方面无统计学差异。这一结果表明，在标准利尿剂治疗的基础上加用乙酰唑胺可以减轻钠水潴留，但不增加不良事件的风险。但这一结论尚需更多的临床试验结果证明。

CLOROTIC 试验共纳入 230 例急性心力衰竭患者，在静脉注射呋塞米的基础上，将其随机分为口服氢氯噻嗪组［每天 25 ~ 100mg，具体剂量取决于估算所得肾小球滤过率（eGFR）］或安慰剂组。该研究的主要终点为从基线至随机分组后 72 小时内体重变化和患者出现呼吸困难程度变化。与安慰剂组相比，口服氢氯噻嗪组 72 小时内体重降幅更大（-2.3kg vs -1.5kg；校正后估算差值 -1.14kg，95% *CI* -1.84 ~ -0.42kg；*P*=0.002），而两组间呼吸困难变化程度无统计学差异。此外，与安慰剂组（17.2%）相比，口服氢氯噻嗪组（46.5%）更易出现血肌酐升高（*P* ＜ 0.001）。各组间心力衰竭再住院率和全因死亡、住院时长均无统计学差异。由于该研究结果未能对临床实践带来影响，因此该指南更新中未予以任何相关建议，需要更多试验结果和安全性数据。

　　2）钠 - 葡萄糖共转运蛋白 -2 抑制剂（SGLT-2 抑制剂）：EMPULSE 试验评估了因急性 HF 住院患者早期接受恩格列净的临床获益。研究主要终点为"临床获益"，定义为全因死亡，心力衰竭事件数量，首次心力衰竭事件发生时间，自基线至 90 天随访期间堪萨斯城心肌病调查问卷总症状评分变化 ≥ 5 分的复合终点，并应用了 Win Ratio 法进行统计学分析。心力衰竭事件则被定义为因心力衰竭而住院、急诊心力衰竭就诊和计划外心力衰竭门诊就诊。仅当发生心力衰竭体征和症状恶化时可将其判定为心力衰竭相关事件，并进行强化治疗（定义为增加口服利尿剂、增强血管活性药物或开展机械疗法／外科手术）。当住院患者达到临床稳定后进行随机分组，自入院至随机分组的中位时长为 3 天，治疗时长长达 90 天。与安慰剂相比，恩格列净组中有更多患者达到主要终点（分层胜率 1.36，95% *CI* 1.09 ～ 1.68；*P*=0.0054）。患者获益与其 LVEF 和糖尿病症状无关联性。从安全性角度来看，两组间不良事件发生率无统计学差异。

上述研究结果与不同 LVEF 值的慢性心力衰竭患者群体及近期因心力衰竭而住院且临床稳定的患者群体接受 SGLT-2 抑制剂治疗的临床效用一致。然而，对于合并有 2 型糖尿病（T2DM）且存在糖尿病酮症酸中毒风险的患者群体，尤其是正在接受胰岛素治疗且需要减少碳水化合物摄入或更改胰岛素剂量的患者而言，需谨慎应用 SGLT-2 抑制剂。此外，SGLT-2 抑制剂不适用于 1 型糖尿病患者。

（2）治疗策略：自上次指南发布至今，已有两项大型临床试验发表：COACH 和 STRONG-HF。

1）住院阶段：COACH 试验是一项横断面、阶梯楔形、整群随机试验，纳入了加拿大安大略省的 10 个中心、5452 例患者（控制阶段 2972 例，干预阶段 2480 例）。在干预阶段，医院工作人员将应用 EHMRG30-ST 评分以明确患者在 7 天或 30 天随访期间是否存在低、中或高死亡风险。研究方案中建议低风险患者尽早出院（≤ 3 天），并在 30 天随访期间接受标准化门诊护理；同时，建议中、高风险患者接受住院治疗。尽管干预组和对照组的早期出院率无统计学差异（57% vs 58%），但该试验结果显示，与对照组相比，干预组的全因死亡或心血管住院的主要临床结局降低 12%（*HR* 0.88，95% *CI*

0.78 ～ 0.99），取得了与门诊护理一致的良好预后效果。在成为指南推荐相关临床实践建议的依据之前，该试验结论还需经跨国试验的进一步验证。

2）出院前和出院后早期阶段：2021 年 ESC 心力衰竭指南中早已强调了对因急性 HF 入院患者开展出院前和出院后早期评估的重要性。STRONG-HF 试验近期证实了一项基于出院前 2 天对患者病情进行评估并滴定心力衰竭口服药物治疗，并于出院后早期随访的治疗策略的安全性和有效性。该试验共纳入 1078 例因急性 HF 住院患者，纳入患者并未接受全剂量的循证指导下 HF 治疗且血流动力学稳定、筛查时 NT-proBNP 水平升高（＞ 2500pg/ml）且自筛查至随机分组期间 NT-proBNP 水平降幅＞ 10%。患者出院前被随机分至常规护理组或高强度护理组，其中，高强度护理组于早期接受 ACEI（或 ARB）或 ARNI、β 受体阻滞剂联合 MRA 的快速剂量递增口服心力衰竭药物治疗。患者于出院前 48 小时内接受首次药物滴定治疗，滴定剂量需至少达到指南推荐药物目标剂量的 50%；出院后 2 周内尝试增加滴定剂量至口服治疗的全目标剂量，并开展适当的安全性监测。随机分组后 1 周、2 周、3 周和 6 周时进行随访，内容包括体格检查和实验室评估（包括 NT-proBNP 水平测量），以明确药物治疗的安全性和耐受性。其中，高强度护理组患者接受全剂量口服药物治疗的可能性较常规护理组更高（肾素 - 血管紧张素系统抑制剂 55% vs 2%，β 受体阻滞剂 49% vs 4%，MRA 84% vs 46%）。该试验因取得疗效而提前终止。随访至 180 天时，高强度护理组和常规护理组的心力衰竭再入院或全因死亡主要终点发生率分别为 15.2% 和 23.3%［校正后 RR（aRR）0.66，95% CI 0.50 ～ 0.86；P=0.0021］。虽然心力衰竭再入院率有所降低（aRR 0.56，95% CI 0.38 ～ 0.81；P=0.0011），但随访至 180 天时全因死亡率并无降低（aRR 0.84，95% CI 0.56 ～ 1.26；P=0.42）。而且各组间严重不良事件（16% vs 17%）和致命性不良事件（5% vs 6%）发生率无统计学差异。

基于 STRONG-HF 试验结果，建议采取高强度且快速剂量递增的口服 HF 治疗，并在因急性 HF 住院患者出院后前 6 周内进行密切随访，以降低 HF 再入院和全因死亡率。随访期间应重点关注充血体征和症状、血压、心率、NT-proBNP 水平、钾浓度和 eGFR。

值得注意的是，STRONG-HF 试验存在一定局限性。第一，该试验以基线 NT-proBNP 水平及其住院期间降幅为纳排标准对纳入患者进行了细致筛查。第二，虽然与真实世界临床环境相似，但对照组中大多数患者所接受的 ACEI/ARB/ARNI 和 β 受体阻滞剂的药物剂量未达到最佳药物治疗剂量的一半，其治疗强度的相对不足可能更有利于高强度护理组。第三，该试验的启动先于 SGLT-2 抑制剂现有循证证据和建议，因此并未基于其证据与建议对治疗方案进行规划。

3. 并发症

（1）慢性肾病和 2 型糖尿病：2021 年 ESC 心力衰竭指南中对糖尿病患者预防心力衰竭给出了相应推荐，此次指南更新进一步补充了慢性肾病（CKD）和 T2DM 患者预防心力衰竭的推荐内容。

既往研究已证实 ARB 在预防糖尿病肾病患者发生心力衰竭事件方面的效用。"改善全球肾疾病预后（KDIGO）"与《2022 年美国糖尿病学会糖尿病医学诊疗标准》均推荐，应用 ACEI 或 ARB 对 CKD、糖尿病、高血压、白蛋白尿患者进行治疗。

1）钠-葡萄糖共转运蛋白-2 抑制剂：近期发表的一项随机对照试验和一项荟萃分析均因取得疗效而提前终止。DAPA-CKD 是一项多中心、双盲、安慰剂对照、随机试验，纳入标准为尿白蛋白肌酐比值 $\geq$ 200mg/g、eGFR 25 ～ 75ml/（min·1.73m²）的糖尿病和非糖尿病患者，并以 1∶1 比例随机分配至每日 1 次 10mg 达格列净组或安慰剂组。其中，4304 例入组患者中有 468 例（11%）既往有心力衰竭病史。在中位随访 2.4 年期间，达格列净组的主要终点事件（eGFR 水平持续降幅 $\geq$ 50%、终末期肾病、肾脏相关或心血管死亡等复合终点）发生率较安慰剂组降低了 39%（HR 0.61，95% CI 0.51 ～ 0.72；$P < 0.001$）。此外，与安慰剂组相比，达格列净组的因心力衰竭住院或心血管死亡等次要终点风险更低（HR 0.71，95%

CI 0.55 ～ 0.92；P=0.009），但绝对风险降幅相对较小（达格列净 vs 安慰剂：4.65% vs 6.4%）。

与 DAPA-CKD 相比，EMPA-KIDNEY 试验纳入了范围更广的 CKD 患者，包括 eGFR20 ～ 45ml/（min·1.73m^2）患者（即使无白蛋白尿），或 eGFR 45 ～ 90ml/（min·1.73m^2）且尿白蛋白肌酐比值≥ 200mg/g 患者。纳入患者以 1∶1 比例随机分至每日 1 次 10mg 恩格列净组或安慰剂组。其中，6609 例纳入患者中有 658 例（10%）既往有心力衰竭病史。在中位随访 2.0 年期间，可观察到肾脏疾病进程或心血管死亡的主要复合终点发生率有所降低，但因 HF 住院或心血管死亡风险并未显著降低（HR 0.84，95% CI 0.67 ～ 1.07；P=0.15）。

DAPA-CKD、EMPA-KIDNEY、CREDENCE 和 SCORED 试验均被纳入了近期发表的一项 HF 相关荟萃分析中。当同时涵盖 HF 和 CKD 相关试验时，患者因 HF 住院和心血管死亡的降幅与其既往是否有糖尿病病史之间无统计学关联性（T2DM 患者 HR 0.77，95% CI 0.73 ～ 0.81；非 T2DM 患者 HR 0.79，95% CI 0.72 ～ 0.87）。然而，当仅涵盖 CKD 相关试验时，在无糖尿病患者中，临床结果却并不显著（T2DM 患者：因 HF 住院和 CV 死亡 HR 0.74，95% CI 0.66 ～ 0.82；非 T2DM 患者：HR 0.95，95% CI 0.65 ～ 1.40）。基于上述研究结果，推荐的 CKD 和 T2DM 且存在研究中提及的其他临床特征［包括 eGFR ＞ 20 ～ 25ml/（min·1.73m^2）］的患者应用 SGLT-2 抑制剂，以降低因 HF 住院或 CV 死亡风险。

2）非奈利酮（Finerenone）：选择性非甾体 MRA Finerenone 在两项针对糖尿病肾病患者的试验中得到了探究。FIDELIO-DKD 试验纳入了 5734 名患者，其尿白蛋白 / 肌酐比率为 30 ～ 300mg/g，eGFR 为 25 ～ 60ml/（min·1.73m^2），且伴有糖尿病视网膜病变，或尿白蛋白 / 肌酐比率为 300 ～ 5000mg/g 且 eGFR 为 25 ～ 75ml/(min·1.73m^2)。该试验的主要终点采用时间 - 事件分析法评估，为肾衰竭、eGFR 在≥ 4 周内较基线持续下降≥ 40%，或因肾脏原因死亡的复合终点。

肾衰竭定义为终末期肾脏疾病或 eGFR < 15ml/（min·1.73m²）；终末期肾脏疾病定义为启动长期透析（≥ 90 天）或肾移植。中位随访 2.6 年间，与安慰剂相比，Finerenone 组主要终点降低了 18%（HR 0.82，95% CI 0.73 ~ 0.93；P=0.001）。虽然无证据表明与安慰剂相比 Finerenone 可减少心力衰竭住院率（HR 0.86，95% CI 0.68 ~ 1.08），但 Finerenone 与关键次要终点（包括心血管原因死亡、非致命性心肌梗死、非致命性脑卒中和心力衰竭住院在内的复合终点）发生率降低相关（HR 0.86，95% CI 0.75 ~ 0.99；P=0.03）。HFrEF 和 NYHA 心功能分级 Ⅱ ~ Ⅳ级的患者被排除在试验之外。然而，无症状或 NYHA Ⅰ级 HFrEF，或 HFmrEF/HFpEF 的患者可入组，因此纳入的患者中 7.7% 有心力衰竭病史。Finerenone 对心血管和肾脏复合结局（包括心力衰竭住院）的影响与既往心力衰竭病史无关。

在近期 FIGARO-DKD 试验中，通过时间 - 事件分析进行评估的主要结局是心血管死亡、非致命性心肌梗死、非致命性脑卒中或因心力衰竭住院的复合事件。该研究纳入了接受肾素 - 血管紧张素系统抑制剂最大耐受剂量治疗的 T2DM 合并 CKD 患者。CKD 的定义依据两种标准之一：持续中度升高的白蛋白尿（尿白蛋白 / 肌酐比率 30 ~ 300mg/g）以及 eGFR 25 ~ 90ml/（min·1.73m²）（即 CKD 2 ~ 4 期）；或持续严重升高的白蛋白尿（尿白蛋白 / 肌酐比率 300 ~ 5000mg/g）和 eGFR > 60ml/（min·1.73m²）（即 1 期或 2 期 CKD）。试验要求在筛选时患者的血清钾浓度 ≤ 4.8mmol/L。试验共纳入 7437 名患者，随机分配至 Finerenone 组或安慰剂组。在中位随访 3.4 年中，与安慰剂组相比，治疗组主要终点的发生率（包括心血管死亡、非致命性心肌梗死、非致命性脑卒中，或因心力衰竭住院）显著降低（HR 0.87，95% CI 0.76 ~ 0.98；P=0.03）。这一效益主要是由于 Finerenone 组与安慰剂组相比心力衰竭住院发生率存在数值上降幅较小但统计学上显著的降低（3.2% vs 4.4%；HR 0.71，95% CI 0.56 ~ 0.90），而在心血管死亡方面并无差异。在 FIDELIO-DKD 和 FIGARO-DKD 两个试验中，与安慰剂组相比，Finerenone 组高钾血症的发生率较高。然而，两组之间的不良事件发生率相似。

一项预先指定的个体患者水平的汇总分析，纳入了来自 FIDELIO-DKD 和 FIGARO-DKD 两项试验的 13 026 名糖尿病肾病患者，中位随访 3.0 年，结果显示，与安慰剂相比，Finerenone 组在包括心血管死亡、非致命性脑卒中、非致命性心肌梗死以及心力衰竭住院在内的心血管复合结局，以及仅心力衰竭住院发生率方面均有所降低（HR 0.86，95% CI 0.78～0.95；P=0.0018；HR 0.78，95% CI 0.66～0.92；P=0.0030）。因此，Finerenone 被推荐用于预防 CKD 合并 T2DM 患者的心力衰竭住院。

（2）铁缺乏：2021ESC HF 指南关于铁缺乏诊断和治疗的推荐：对铁缺乏进行诊断（Ⅰ，C）；改善心力衰竭症状、运动能力和生活质量（Ⅱa，A）；羧基麦芽糖铁治疗用于减少心力衰竭住院（Ⅱa，B）。

一项新的试验——IRONMAN 现已发表。这是一项前瞻性、随机、开放标签、盲终点试验，共纳入心力衰竭、LVEF ≤ 45%、转铁蛋白饱和度 < 20% 或血清铁蛋白 < 100μg/L 的患者，按 1：1 随机分配至静脉注射异麦芽糖酐铁组或常规治疗组。纳入研究的患者以门诊患者为主，但 14% 患者在心力衰竭住院期间入组，18% 患者在既往 6 个月内有心力衰竭住院治疗史。中位随访 2.7 年后，达到主要终点（包括首次和复发的总心力衰竭住院以及心血管死亡在内的复合终点）的比率为 0.82（95% CI 0.66～1.02；P=0.070）。与常规治疗相比，异麦芽糖酐铁治疗并未显著减少心力衰竭住院总次数。正如 AFFIRM-AHF 试验（一项随机双盲安慰剂对照试验，比较静脉注射羧基麦芽糖铁对因急性心力衰竭入院的铁缺乏受试者住院和死亡率的影响），这是一项预先指定的 COVID-19 分析，在截至 2020 年 9 月的随访中，与对照组相比，静脉注射异麦芽糖酐铁组主要终点事件风险降低（HR 0.76，95% CI 0.58～1.00；P=0.047）。在静脉注射异麦芽糖酐铁组，明尼苏达心力衰竭生活质量问卷得分存在统计学上临界性改善（两组治疗差异 –3.33，95% CI –6.67～0.00；

P=0.050），但 EQ-5D 视觉模拟量表和 EQ-5D 指数并无差异。这些次要结局中的一些发现可由未进行多重检验校正所解释。关于安全性终点，即因感染导致的死亡和住院，两组间无差异。

这些研究结果已被纳入 RCT 试验的荟萃分析中，用于比较静脉铁治疗与常规治疗或安慰剂在心力衰竭合并铁缺乏患者中的效果。在 Graham 等研究中，共纳入 10 项试验、3373 名患者，结果显示，静脉铁治疗可降低总的心力衰竭住院和心血管死亡的复合终点（RR 0.75，95% CI 0.61 ～ 0.93；$P < 0.01$），同时减少了首次心力衰竭住院或心血管死亡的风险（RR 0.72，95% CI 0.53 ～ 0.99；P=0.04），但对心血管死亡（OR 0.86，95% CI 0.70 ～ 1.05；P=0.14）或全因死亡（OR 0.93，95% CI 0.78 ～ 1.12；P=0.47）并无显著影响。其他荟萃分析也得出了类似结论。在 PIVOTAL 试验中，与低剂量方案相比，高剂量静脉铁剂降低了行透析治疗的终末期肾脏疾病患者首次和复发性心力衰竭事件的发生。

基于这些试验和最近的荟萃分析，2023ESC 心力衰竭指南推荐在伴有 HFrEF 或 HFmrEF 的铁缺乏患者中，使用静脉铁剂补充治疗以改善症状和生活质量，并且应考虑用以降低心力衰竭住院的风险。铁缺乏的诊断标准为转铁蛋白饱和度 < 20% 或血清铁蛋白浓度 < 100μg/L。需注意的是，在 IRONMAN 试验中，若患者血红蛋白水平 > 13g/dl（女性）或 14g/dl（男性），则被排除在外。

（首都医科大学附属北京安贞医院　王喜福　连　想）

五、2023ESC 糖尿病患者心血管疾病管理指南要点

糖尿病患者的心血管疾病发病风险比血糖正常人群高 2～4 倍，合并冠心病、心力衰竭、心房颤动、脑卒中和外周血管疾病的比例均有升高，从而增加了糖尿病患者心血管死亡和全因死亡的风险。过去的 10 年来，新型降糖药物包括 SGLT-2 抑制剂、GLP-1 受体激动剂等在糖尿病患者人群中取得了大量心血管终点事件获益的循证证据。2023 年 8 月 25 日，在阿姆斯特丹召开的欧洲心脏病学会（ESC）年度大会上，《2023ESC 糖尿病患者心血管病管理指南》（以下简称"新指南"）正式发布，为临床医生对糖尿病患者合并心血管病危险因素和常见心血管疾病如何进行早期筛查、科学诊断、治疗靶目标和综合管理提供基于最新循证研究证据的指导意见。这是自 2019ESC/EASD《糖尿病、糖尿病前期与心血管病指南》发表以来的重大更新。

新指南各项推荐均以降低糖尿病合并心血管疾病患者总体心血管风险为核心目的，坚持以患者为中心的个体化原则，推荐多学科协作，为保障患者的健康共同决策并提供个体化治疗管理措施。除了在心血管疾病患者早期筛查血糖异常以及在糖尿病患者进行心血管病及其危险因素的评估外，新指南尤其强调对 2 型糖尿病患者要进行慢性肾脏病（CKD）的评估。并分别针对三组关键人群（糖尿病合并 ASCVD、糖尿病合并 HF、糖尿病合并 CKD）提出了治疗管理目标和降糖药物选用的推荐意见（图 1）。

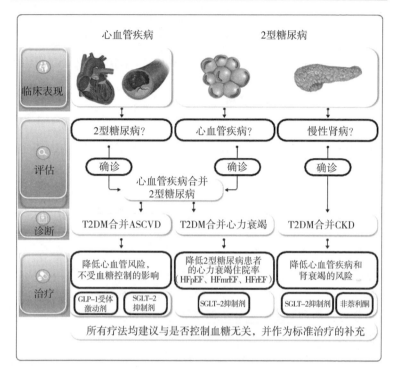

图 1　2023ESC 糖尿病患者心血管疾病管理指南核心流程图

ASCVD. 动脉粥样硬化性心血管病；CKD. 慢性肾脏病；GLP-1 受体激动剂. 胰高
血糖素样肽 –1 受体激动剂；HFmrEF. 射血分数轻度降低的心力衰竭；HFpEF. 射血分
数正常的心力衰竭；HFrEF. 射血分数降低的心力衰竭；SGLT-2. 钠 – 葡萄糖协同转运
体 –2；T2DM. 2 型糖尿病。经证实对心血管有益的 GLP-1 RA：利拉鲁肽（liraglutide）、
司美格鲁肽（semaglutide s.c.）、度拉糖肽（dulaglutide）、（efpeglenatide）。经证实对
心血管有益的 SGLT-2 抑制剂：恩格列净（empagliflozin）、卡格列净（canagliflozin）、
达格列净（dapagliflozin）、索格列净（sotagliflozin）。恩格列净（empagliflozin），达
格列净（dapagliflozin），索格列净（sotagliflozin）用于 HFrEF；恩格列净（empagliflozin），
达格列净（dapagliflozin）用于 HFpEF 和 HFmrEF

　　新指南以降低心血管风险为核心目标管理糖尿病患者，核心特
色内容有：①糖尿病患者心血管病预防与管理，主要包括对心血管

病患者的糖尿病筛查与诊断；对 2 型糖尿病患者心血管风险评估及糖尿病患者心血管风险因素（生活方式、血糖、血压、血脂、抗栓等）的管理目标推荐等。② 2 型糖尿病合并冠心病（ASCVD）、心力衰竭（HF）、心律失常（AF）、主动脉及外周动脉疾病、慢性肾脏病（CKD）等共病治疗管理推荐意见，同时囊括了 1 型糖尿病患者心血管疾病的风险评估、治疗管理等。新指南在近年来更多临床研究结果及循证医学证据的基础上，在对糖尿病患者心血管风险评估、风险因素的管理目标值、糖尿病共病管理措施与降糖药物选择等方面进行了具体的推荐，具体更新要点如下。

1. 糖尿病的筛查与心血管风险评估　相较非糖尿病患者，糖尿病患者的心血管病发病风险升高 2 ～ 4 倍。而在心血管病患者中，有 25% ～ 40% 合并糖尿病但未能及时诊出，严重影响了患者的预后。与 2019 版指南相比，新指南以近年来开展的大量随机对照试验为依据，聚焦糖尿病（2 型糖尿病为主，兼顾 1 型）患者的心血管病预防与管理，弱化了糖尿病前期的概念，提出空腹 / 随机血糖升高、HbA1c 升高或糖耐量试验（OGTT）异常均可诊断糖尿病。如患者有症状，上述指标任何一种检测结果异常即可诊断；如无症状，通常需要两种异常结果可确诊。推荐对所有 CVD 患者检测血 HbA1c 和（或）空腹血糖。同时，也推荐在所有糖尿病患者中进行心血管风险评估。如果糖尿病患者存在动脉粥样硬化性心血管疾病（atherosclerotic cardiovascular disease，ASCVD）或严重的靶器官损害（target organ damage，TOD）则分类为很高危，严重的靶器官损害主要以肾受累为评估标准。

对于未合并有 ASCVD 或严重靶器官损害的糖尿病患者，新指南首次提出糖尿病患者 10 年心血管风险预测评分（SCORE2-Diabetes），对 40 ～ 69 岁的 2 型糖尿病（type 2 diabetes mellitus，T2DM）患者的 10 年致死和非致死性心肌梗死及脑卒中风险进行预测。SCORE2-Diabetes 评分系统在原有的 SCORE2 模型基础上改进，根据传统心血管疾病风险因素（如年龄、吸烟、收缩压、总胆固醇和高密度脂蛋白胆固醇）与糖尿病特异性临床信息（如明确糖尿病诊断时的年龄、HbA1c 和 eGFR 等），将患者分为低危、中危、高危、极高危四等。

2. 新指南对糖尿病患者血糖、血压、血脂、体重、生活方式、抗血栓治疗管理推荐亮点

（1）血糖管理：新指南建议冠心病患者常规筛查血糖，指出严格控制血糖可减少长期大血管疾病和短（长）期微血管疾病发生。优选有心血管获益的药物和低血糖风险低的药物，因低血糖与不良心血管结局相关。选择性 SGLT-2 抑制剂和 GLP-1RA 可降低极高危患者的心血管疾病风险，新指南给予强力推荐。根据预期寿命确定血糖目标，短预期寿命患者的 HbA1c 目标为＜ 8.5%、长预期寿命患者的 HbA1c 目标为＜ 7.0%。

（2）血脂管理：糖尿病患者的血脂水平应以 LDL-C 为主要目标，他汀类药物作为基础治疗，他汀联合依折麦布仍未达标时可使用 PCSK9 抑制剂。根据危险分层确定 LDL-C 的目标值：极高危者 LDL-C ＜ 1.4mmol/L（55mg/dl）且较基线下降 50% 以上；高危者 LDL-C ＜ 1.8mmol/L（70mg/dl）且较基线下降 50% 以上；中危者 LDL-C ＜ 2.6mmol/L（100mg/dl）。对于高甘油三酯血症患者，可考虑使用他汀联合高剂量鱼油（2g，每日 2 次）治疗。

（3）血压管理：新指南强调所有糖尿病患者都必须注意血压的常规监测，收缩压（SBP）的目标值为 130mmHg，若能耐受，可控制在 120 ～ 130mmHg；对于 65 岁以上患者，SBP 可放宽至 130 ～ 139mmHg。建议使用包括 RAS 抑制剂、CCB 或利尿剂等多种药物进行降压治疗。

（4）体重管理：新指南强调体重管理对改善代谢紊乱和减少心血管系统风险十分重要。超重或肥胖的患者应以减轻体重和增加运动为目标，改善代谢并降低心血管风险；超重或肥胖的患者可以考虑使用具有减重作用的降糖药（如 GLP-1 受体激动剂）；对于 BMI ≥ 35kg/m² 的高风险和极高风险患者，如果生活方式干预联合减重药物仍无法稳定减重，可考虑胃减容手术治疗。

（5）生活方式管理：戒烟（可采用尼古丁替代疗法、伐仑克林、安非他酮药物疗法，或面对面、电话咨询等方式以提高成功率）、限酒，避免食用含糖、其他软饮料或果汁。推荐地中海式饮食（或富含高不饱和脂肪的植物性饮食）模式。推荐增加运动，短时间低强度的运动也有意义，推荐每周 150 分钟中等强度运动或每周 75 分钟高强度运动。基于行为干预理论，可考虑按照制定目标、重新评估、自我监测和反馈（如使用可穿戴的活动追踪器）等方式增强参加运动的积极性和依从性。

（6）抗血栓治疗管理：抗血小板药物是糖尿病患者预防心血管事件的基石，药物选择基于是否合并存在 ASCVD 和心血管疾病风险。无症状性 ASCVD 或血管再通史的 T2DM 成人患者，无明显禁忌，可服用阿司匹林（75 ～ 100mg，每日 1 次）来预防心血管疾病风险。鉴于 ACS 后糖尿病患者的 CV 风险较高，仍建议使用双联抗血小板治疗（DAPT）。植入冠脉支架的慢性冠脉综合征（CCS）患者，在给予合适负荷剂量的氯吡格雷（已达 600mg 或至少 5 天的维持剂量治疗）的基础上，排除致死性出血风险，推荐术后连用阿司匹林加氯吡格雷（75mg/d）治疗 6 个月。使用双联抗血小板治疗（DAPT）、接受冠状动脉旁路移植术（CABG）治疗急性冠脉综合征（ACS）的糖尿病患者，无须长期口服抗凝剂治疗时，推荐在术后尽快恢复 P2Y$_{12}$ 受体抑制剂并至少持续 12 个月。对于患 CCS 或无高出血风险的症状性外周动脉疾病的糖尿病患者，应考虑联合使用低剂量阿司匹林和极低剂量利伐沙班。植入冠状动脉支架的糖尿病合并 ACS/CCS 患者，有延长三联抗凝治疗（低剂量阿司匹林、氯吡格雷、口服抗凝剂）的指征，若患者发生血栓风险超过出血风险，三联疗法应持续 1 个月，最多可持续 3 个月。当联用抗栓药物、使用单一抗血小板或抗凝药物时，推荐使用质子泵抑制剂来预防胃肠道出血。但当使用氯吡格雷时，为了保护胃部，不推荐使用奥美拉唑和埃索美拉唑。

3.降糖药物的选用　对于没有明确 ASCVD 和 TOD 的中、低危患

者，优先推荐使用二甲双胍（Ⅱa 类推荐）；对于没有明确 ASCVD
和 TOD 的高危和极高危患者，推荐二甲双胍和（或）SGLT2 抑制剂
和（或）GLP-1 受体激动剂（Ⅱb 类推荐）；对于合并 ASCVD 的
患者，优先推荐使用 SGLT-2 抑制剂和 GLP-1 受体激动剂（Ⅰ类
推荐）。

4. 关于 2 型糖尿病患者合并冠心病、心力衰竭、心律失常、主
动脉及外周动脉疾病、慢性肾脏病等的治疗

（1）糖尿病合并 ASCVD：建议所有 ACS 患者尽早评估血糖状
态；持续高血糖的 ACS 患者，应考虑降糖治疗，同时要避免低血糖。
SGLT-2 抑制剂和 GLP-1 受体激动剂获益明显。基于多项大型临床
研究的证据，ESC 新指南明确建议，对于糖尿病合并 ASCVD 患者，
一线治疗优先使用 SGLT-2 抑制剂和（或）GLP-1 受体激动剂以降
低心血管风险，这与是否需要控制血糖无关，也与以前是否使用二
甲双胍无关。若仍需进一步控制血糖，可考虑使用二甲双胍，对于
没有心力衰竭的糖尿病合并 ASCVD 患者可以考虑吡格列酮。ESC 新
指南指出，二甲双胍对心血管的影响不明确，临床上不需要优先使
用二甲双胍。对于糖尿病和多血管 CAD 患者，CABG 相比 PCI 而言，
更利于冠状动脉再通且预测患者手术死亡率更低。

（2）1 型糖尿病合并 CVD：对于已确诊 CVD 的 1 型糖尿病患
者特别注意避免低血糖。对于 40 岁以上无 CVD 病史的 1 型糖尿病
患者和 40 岁以下、有其他 CVD 危险因素或微血管终末器官损伤，
或 10 年 CVD 风险 ≥ 10% 的 1 型糖尿病患者，应考虑使用他汀降低
LDL-C 以降低 CVD 风险。可使用 Scottish/Swedish 风险预测模型来估
计 1 型糖尿病患者的 10 年 CVD 风险。

（3）糖尿病合并心力衰竭：指南强调所有糖尿病患者在每次
就诊时，应对心力衰竭症状和（或）体征进行系统性检查。推荐行
12 导联心电图、经胸超声心动图、胸部 X 线等检查，其中 BNP/NT-
proBNP 作为疑似心力衰竭患者的首要检查指标，同时推荐对心力衰
竭并发症进行血常规检查，包括全血细胞计数、尿素氮、肌酐和电

解质、甲状腺功能、血脂和铁状态（铁蛋白和转铁蛋白饱和度）等。ESC 新指南推荐糖尿病合并 HFrEF 患者及早启动强化干预措施（新四联：SGLT-2 抑制剂、ARNI/ACEI/ARB、β 受体阻滞剂、醛固酮拮抗剂），快速上调剂量，在 6 周内达到目标剂量，如症状控制仍不理想，可加用地高辛。推荐射血分数＞ 40% 的心力衰竭患者使用 SGLT-2 抑制剂（恩格列净或达格列净）。推荐糖尿病合并心力衰竭患者使用 SGLT-2 抑制剂治疗。如果还需要额外的降糖药物控制血糖，可使用 4 类对心力衰竭和心血管结局具有中性作用的降糖药［GLP-1 受体激动剂（利西拉肽、利拉鲁肽、司美格鲁肽、艾塞那肽、度拉糖肽、Efpeglenatide 等）］、DPP-4 抑制剂、二甲双胍、基础胰岛素（甘精胰岛素和德谷胰岛素）。不推荐使用吡格列酮和沙格列汀，因为在临床试验中表现出增加心力衰竭住院的风险。

（4）糖尿病合并心房颤动：由于糖尿病的房颤发病风险明显升高，ESC 新指南首次推荐对糖尿病患者进行定期房颤筛查。其中对年龄＜ 65 岁的糖尿病患者（特别是存在其他危险因素时）建议通过脉搏或心电图进行筛查。对于年龄≥ 65 岁的糖尿病患者可通过触摸脉搏（或使用可穿戴设备）进行筛查；对于年龄≥ 75 岁的糖尿病患者或脑卒中高危患者应考虑进行系统性心电图筛查。

（5）糖尿病合并慢性肾脏病：早诊早治。糖尿病所致的肾脏损伤已成为全球慢性肾脏病的主要病因之一。ESC 新指南推荐糖尿病患者每年至少通过测量 eGFR 和尿白蛋白来筛查是否患慢性肾脏病。对于糖尿病合并慢性肾脏病患者，推荐采取全面的干预措施以减少血管并发症的发生、延缓肾损害。降糖：HbA1c 控制在 6.5% ～ 8.0%，尽可能＜ 7%；降脂：以他汀类药物为基础（他汀或他汀 + 依折麦布）强化降低 LDL-C 水平；控压：血压控制在≤ 130/80mmHg（使用 ACEI 或 ARB）；SGLT-2 抑制剂：可降低 CVD 和肾衰竭风险，eGFR ≥ 20ml/（min·1.73m²）可使用；GLP-1RA：控制血糖以减少 CVD 风险和蛋白尿，eGFR ＞ 15ml/（min·1.73m²）可使用；非奈利酮：为减少糖尿病肾衰竭和 CVD 风险，对于合并肾功能轻中度损伤患者，可在 ACEI/ARB 基础上联合使用非奈利酮；二甲双胍、DPP-4i、胰岛素：对 CVD 风险具有中性作用，可用于控制血糖，其中 eGFR > 30ml/（min·1.73m²）可使用二甲双胍。阿司匹林：CKD 合并 ASCVD 患者，推荐使用低剂量（75 ～ 100mg/d）；不推荐联合使用 ARB 和 ACEI。

（6）糖尿病合并主动脉和外周动脉疾病（主要是 LEAD）：下肢动脉粥样硬化性病变（LEAD）是糖尿病患者常见的并发症，预后较差，推荐进行抗血小板治疗。鉴于糖尿病和合并 LEAD 患者的心血管风险极高，低密度脂蛋白胆固醇（LDL-C）的目标值 < 1.4mmol/L（55mg/dl），低密度脂蛋白胆固醇降低至少 50%。建议通过临床评估和（或）ABI 测量定期筛查 LEAD。如出现慢性肢体威胁性缺血（chronic limb-threatening ischaemia, CLTI），建议进行血管重建，以挽救肢体。无高出血风险的慢性、无症状 LEAD 患者，考虑联合使用小剂量利伐沙班（2.5mg，每日 2 次）和 ASA（100mg，每日 1 次）。

2023 年 ESC 指南的发布，对于中国心血管、内分泌科和老年医学科的医生都具有非常重要的参考价值。长期以来，心血管疾病和糖尿病关系密切，心血管疾病是导致糖尿病患者死亡的首要原因；两种疾病常合并存在，相互影响，在临床管理中又相互联系。新指南基于最新的循证医学证据，对糖尿病患者的心血管疾病管理进行了详细的临床指导，并强调对肾脏疾病的筛查和管理，在老年多病共存患者中更具有指导价值。新指南还强调医 - 患相互协作以达到改善患者预后的目标。可以预见，在不远的将来，心血管医生将更早、更快地参与到糖尿病患者的危险因素管理和并发症诊治中，针对糖尿病患者的血压、血脂、血糖、生活方式等方面提出干预或治疗措施。

（解放军总医院　刘　正　闫　瑾　胡亦新

宁夏大学　祝志辉）